GUTEMBERG B. DE MACEDO

Cartas de um Coach Executivo a seu Filho

Conselhos para Jovens que Buscam uma Carreira de Sucesso

ALTA BOOKS
E D I T O R A
Rio de Janeiro, 2021

Cartas de um Coach Executivo a Seu Filho
Copyright © 2021 da Starlin Alta Editora e Consultoria Eireli. ISBN: 978-85-508-1361-5

Todos os direitos estão reservados e protegidos por Lei. Nenhuma parte deste livro, sem autorização prévia por escrito da editora, poderá ser reproduzida ou transmitida. A violação dos Direitos Autorais é crime estabelecido na Lei nº 9.610/98 e com punição de acordo com o artigo 184 do Código Penal.

A editora não se responsabiliza pelo conteúdo da obra, formulada exclusivamente pelo(s) autor(es).

Marcas Registradas: Todos os termos mencionados e reconhecidos como Marca Registrada e/ou Comercial são de responsabilidade de seus proprietários. A editora informa não estar associada a nenhum produto e/ou fornecedor apresentado no livro.

Impresso no Brasil — 1ª Edição, 2021 — Edição revisada conforme o Acordo Ortográfico da Língua Portuguesa de 2009.

Produção Editorial
Editora Alta Books

Gerência Editorial
Anderson Vieira

Gerência Comercial
Daniele Fonseca

Equipe Editorial
Ian Verçosa
Luana Goulart
Raquel Porto
Rodrigo Dutra
Thales Silva

Revisão Gramatical
Samuri Prezzi
Thamiris Leiroza

Produtor Editorial
Illysabelle Trajano
Thiê Alves

Assistente Editorial
Maria de Lourdes Borges

Equipe de Design
Larissa Lima
Marcelli Ferreira
Paulo Gomes

Diagramação
Lucia Quaresma

Coordenação de Eventos
Viviane Paiva
eventos@altabooks.com.br

Assistente Comercial
Filipe Amorim
vendas.corporativas@altabooks.com.br

Equipe Comercial
Daiana Costa
Daniel Leal
Kaique Luiz
Tairone Oliveira

Capa
Joyce Matos

Equipe de Marketing
Livia Carvalho
Gabriela Carvalho
marketing@altabooks.com.br

Editor de Aquisição
José Rugeri
j.rugeri@altabooks.com.br

Publique seu livro com a Alta Books. Para mais informações envie um e-mail para **autoria@altabooks.com.br**

Obra disponível para venda corporativa e/ou personalizada. Para mais informações, fale com **projetos@altabooks.com.br**

Erratas e arquivos de apoio: No site da editora relatamos, com a devida correção, qualquer erro encontrado em nossos livros, bem como disponibilizamos arquivos de apoio se aplicáveis à obra em questão.

Acesse o site **www.altabooks.com.br** e procure pelo título do livro desejado para ter acesso às erratas, aos arquivos de apoio e/ou a outros conteúdos aplicáveis à obra.

Suporte Técnico: A obra é comercializada na forma em que está, sem direito a suporte técnico ou orientação pessoal/exclusiva ao leitor.

A editora não se responsabiliza pela manutenção, atualização e idioma dos sites referidos pelos autores nesta obra.

Ouvidoria: ouvidoria@altabooks.com.br

Dados Internacionais de Catalogação na Publicação (CIP) de acordo com ISBD

M141c   Macedo, Gutemberg B. de

Cartas de um Coach Executivo a Seu Filho: Conselhos para jovens que buscam uma carreira de sucesso / Gutemberg B. de Macedo. - Rio de Janeiro : Alta Books, 2021.
176 p. ; 16cm x 23cm.

Inclui índice, bibliografia e apêndice.
ISBN: 978-85-508-1361-5

1. Administração de empresas. 2. Coaching 3. Carreiras. I. Título.

2021-465   CDD 658.3124
                                           CDU 658.310.845

Elaborado por Odilio Hilario Moreira Junior - CRB-8/9949

Rua Viúva Cláudio, 291 — Bairro Industrial do Jacaré
CEP: 20.970-031 — Rio de Janeiro (RJ)
Tels.: (21) 3278-8069 / 3278-8419
www.altabooks.com.br — altabooks@altabooks.com.br
www.facebook.com/altabooks — www.instagram.com/altabooks

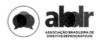

Sobre o Autor

Gutemberg B. de Macedo é Presidente da Gutemberg Consultores, empresa especializada em gestão de capital intelectual — Outplacement, Coaching Executivo, Executive Assessment, Career Counseling –, e conferencista empresarial. Estudou Ciências Jurídicas e Sociais e fez seu mestrado em Teologia, na Filadélfia, EUA.

Ele é autor dos livros *Guia de Sobrevivência — Volte ao Mercado Pela Porta da Frente*; *O Princípio da Sabedoria — Lições de Salomão para o Bem-Viver*; *Fui Contratado! E Agora?*; *Empregue seu Talento*; *Carreira e Renovação Pessoal*, entre outros. Ele foi colaborador da Revista Você S/A por dez anos aproximadamente e escreveu artigos para as revistas Exame, Doce Revista e jornais — O Estado de São Paulo, Gazeta Mercantil, entre outros.

Gutemberg B. de Macedo trabalha para algumas das maiores empresas globais instaladas no país e também para grandes grupos nacionais. Ele já assessorou mais de 5.500 executivos ao longo de sua carreira.

Agradecimento

Este trabalho é resultado de pesquisa, estudos, conversas e a contribuição de inúmeras mentes e mãos. Portanto, é quase impossível lembrar-me de todas elas. Neste trabalho há inegavelmente muitos autores.

Eu cometeria uma tremenda injustiça se me aventurasse a citar os nomes de todos eles, apesar de reconhecer a sua importância neste trabalho — clientes em transição de carreira, minha equipe de trabalho, mentores, autores renomados consultados, amigos e familiares, entre tantas outras pessoas — que ao longo de minha vida consultiva me inspiraram, motivaram, criticaram e me enobreceram com suas ideias, sugestões, conselhos e apoio.

A todos eles, os mais profundos agradecimentos. Se é verdade que "quem acolhe um benefício com gratidão para a primeira prestação da sua dívida", como afirmou Sêneca, filósofo latino (4 a.C.–65 d.C.), é isso que faço agora.

Registro a contribuição intelectual de minha colega de trabalho Denize Lara Kallas e de minhas secretárias Elaine Fernandes Mota e Nathani Melo.

Dedicação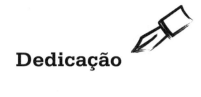

Dedico este trabalho aos meus netos Isabel Helena, Isadora de Macedo, Luiza Eduarda, Bernardo de Macedo e Victor de Macedo, na esperança de que eles cresçam em sabedoria e em amor pelos livros, fonte de todo o conhecimento. Quero lembrá-los, à luz de minha longa experiência, que nada substitui o estudo diário e permanente.

Sumário

Prefácio xi

CARTA I
Os Erros que Podem Destruir sua Carreira 1

CARTA II
O Valor e o Poder das Boas AmizadeS 11

CARTA III
A Importância da Leitura 21

CARTA IV
A importância de Mentores para o seu Desenvolvimento 33

CARTA V
Apresentação e Imagem Pessoal 49

CARTA VI
Rivais: Como tratá-los 59

CARTA VII
"Poder e política nas organizações" 65

Carta VIII

    Carreira Global — Perigos e Oportunidades   81

Carta IX

    Como tornar sua carreira à prova de fogo   89

Carta X

    Seja íntegro e pratique a civilidade   101

Carta XI

    Como se Beneficiar de um Projeto de Coaching   109

Carta XII

    Foi demitido? Don't Worry, Be Happy   119

Carta XIII

    Escolha da Profissão Certa   133

Carta XIV

    A Importância do Feedback   139

Carta XV

    Últimas Recomendações   149

    Índice   161

PREFÁCIO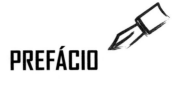

Na primeira metade do século passado um pedagogo, Alexander Neill (1883-1973), fundou (1921) uma escola totalmente sem regras, na cidade de Leiston, na Inglaterra. A ideia era fornecer uma formação "mais moderna" e uma educação "sem fronteiras" às crianças e adolescentes ali colocados. A iniciativa foi saudada por muitos como a maior experiência educacional de vanguarda,[1] mas a escola Summerhill já esteve por fechar as portas, após décadas de deficiência acadêmica e disciplinar de seus alunos, bem como por repetidos embates com as autoridades educacionais do Reino Unido. Apesar de existir até hoje, administrada pela filha de Neill, Zoe Readhead, por mais que simpatizantes procurem defendê-la, histórias perturbadoras foram sendo agregadas ao nome da escola e seus efeitos danosos foram se tornando evidentes. Dentro dos princípios adotados na escola Summerhill, as crianças brincam o tempo que querem, a frequência às aulas é opcional, mas alguns relatos de bullying e abuso têm surgido ao longo dos anos.

Resumindo – não se atinge conhecimento, eficiência, proficiência em relacionamentos, ou bons resultados, sem disciplina, sem normas, sem o aprendizado do que é necessário para confrontar a realidade de uma vida que tem que ser escalada degrau a degrau. Temos que observar os parâmetros que preservam a civilização e que dignificam as pessoas. Não é a ausência de autoridade que propicia o sucesso, mas o reconhecimento dessa e o saber como lidar tanto com o poder inerente aos seres humanos, como quanto ao egoísmo, inveja e violência que existem no mundo real.

---

1 Não surpreendentemente, a escola teve bastante apoio de marxistas e socialistas. Vide o World Socialist Web Site – WSWS: http://www.wsws.org/articles/1999/jun1999/summ-j03.shtml

Gutemberg Macedo, autor dessas "Cartas" transformadas em livro, compreende essas questões muito bem. O "Executivo" que ele emula, escreve ao "seu filho" delineando com precisão quais os parâmetros que ele deve seguir; quais os valores e princípios eternos que deve preservar; quais são as situações inegociáveis da vida, e quais são aquelas nas quais deve existir flexibilidade, para que haja não somente progresso pessoal, mas também o cuidado com o outro.

Como viver uma vida com um senso de missão, na qual o sucesso é importante, mas, mais importante ainda, é a conscientização de que temos obrigações e deveres que transcendem o aspecto horizontal da existência? Aquela vida que se preocupa com nossas ligações e deveres para com o Criador; que nos leva a olhar, também, introspectivamente e aquilatar os nossos próprios defeitos e problemas – buscando a solução não somente em nós próprios, mas exatamente na forma e na pessoa que ele nos proporcionou com guia? Nas respostas a essas indagações está o segredo daquilo que se convencionou designar como "uma vida bem resolvida", uma existência não vazia em si, e sim com senso de propósito último.

De fácil leitura, as "Cartas" levarão o leitor a ir se identificando com as situações existentes no contexto social e no mundo dos negócios, e delas extrair o máximo proveito para sua própria vida. Gutemberg tem influenciado e auxiliado muitas pessoas em sua brilhante carreira. Com este livro ele dá um passo à frente e coloca mais um tijolo nessa admirável construção e legado que deixa não somente para seus filhos e netos, mas para todos que têm tido o privilégio de conhecê-lo, quer pessoalmente, quer pelos escritos de sua lavra. Boa leitura!

Solano Portela, D.H.L.
Conferencista, palestrante e escritor.

Carta I

OS ERROS QUE PODEM DESTRUIR SUA CARREIRA

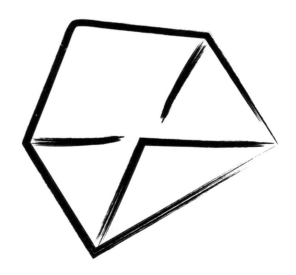

Querido filho,

Em seu último telefonema, antes de minha partida para a Europa a negócios, você demonstrou grande nível de preocupação com o que tem lido na imprensa nos últimos meses sobre os escândalos perpetrados por profissionais admirados, reverenciados e considerados "Executivos Superstars" de algumas de nossas melhores organizações.

Inicialmente, peço-lhe que não se atemorize, intimide, desanime ou perca a esperança na construção de um mundo melhor, inclusive de nossas instituições privadas e públicas, apesar de todos os fatos que me relatou e que certamente o deixaram profundamente entristecido. Não é para menos, principalmente quando se tem sólida formação ética e moral como você.

Posso garantir-lhe, à luz de meus sessenta e tantos anos, que o mundo está mudando para melhor a cada dia, apesar de todos os seus problemas, muitos, aparentemente, incorrigíveis. Toda essa avalanche de escândalos envolvendo altos executivos de algumas de nossas maiores empresas globais fatalmente contribuirá para a melhoria interna dos controles internos e da governança corporativa dessas mesmas instituições.

Sugiro que você, em vez de se impressionar negativamente com esses deploráveis episódios, vá até a varanda de seu novo e lindo apartamento, fixe os seus olhos no horizonte e escute a música brilhantemente cantada por Louis Armstrong, *What a Wonderful World,* de autoria de George David Weiss e Bob Thiele. Se você não se lembrar da letra, deixe-me relembrá-lo:

(Que Mundo Maravilhoso)

Vejo árvores verdes e rosas vermelhas também
Vejo-as florescer para mim e para você
E eu penso comigo mesmo
Mas que mundo maravilhoso!

Eu vejo o céu azul e nuvens brancas
O brilhante dia abençoado, a sagrada noite escura
E eu penso comigo mesmo
Mas que mundo maravilhoso!

As cores do arco-íris, tão bonitas no céu
Estão também nos rostos das pessoas a passar
Eu vejo amigos se cumprimentando, dizendo:
"Como você vai?"
Eles estão realmente dizendo: "Eu te amo"

Eu ouço bebês chorando, eu os vejo crescendo
Eles vão aprender muito mais do que eu jamais vou saber
E eu penso comigo mesmo
Mas que mundo maravilhoso!

Sim, eu penso comigo mesmo
Mas que mundo maravilhoso!

Ao fazer essa recomendação, não pretendo torná-lo um alienado, encorajá-lo a fugir da batalha ou mesmo castrar o seu espírito crítico. Não, você me conhece muito bem e sabe que não sou o tipo de homem que cede às pressões, que foge da luta ou que abafa o seu espírito crítico. Essa não é a minha natureza e conduta. Portanto, não preciso repetir para você meu destemor diante dos problemas ou das circunstâncias adversas.

Tenho como objetivo, com essa minha recomendação, transmitir alguns ensinamentos que aprendi na minha infância e que poderão ajudá-lo tremendamente sobre essas questões:

- ✔ Primeiro, se você consultar a história da humanidade, sempre encontrará repetidas vezes essas figuras. Elas sempre existiram no passado, existem no presente e existirão no futuro. Portanto, não se impressione.

- ✔ Segundo, o homem não é bom por natureza como ensinaram os filósofos racionalistas. Não é a sociedade que o corrompe ainda. Muito pelo contrário. O homem é corrupto por natureza. Se não fosse a graça divina, todos estaríamos completamente perdidos.

- ✔ Terceiro, face à natureza corrupta do homem, todos nós estamos sujeitos a cometer erros. Daí, expressões como: "O homem que não comete erros geralmente não faz nada", E. J. Phelps (1822–1990), advogado norte-americano, *Speech at Mansion House* em 24 de janeiro de 1899; "A perfeição tem um grande defeito: tende a ser enfadonha", W. S. Maugham (1874–1965), escritor inglês, *The Summing Up*; "O maior erro na vida é o de ter sempre medo de errar", E. G. Hubbard (1856–1915), escritor norte-americano, *A Thousand and One Epigrams*; "Sou um homem e errei; não há nada de surpreendente", Menandro, *Fanio*, frag. 499. E, por fim, quem não se lembra das palavras dirigidas por Cristo aos homens que trouxeram à sua presença uma mulher apanhada cometendo adultério?: "Qui sine peccato est vestrum, primus in illam lapidem mittat" ["Aquele que estiver sem pecado entre vós, seja o primeiro a atirar uma pedra"] (São João, 8.7).

- ✔ Quarto, podemos e devemos ser indulgentes com a ocorrência de erros, pois não importa o que fizermos, não evitaremos todos. Há uma expressão de Paulo, o apóstolo dos gentios, que diz: "Porque o que faço não o aprovo, pois o que quero, isso não faço, mas o que aborreço, isso faço. Porque não faço o que não quero, já o não faço eu" (Epístola aos Romanos, 7. 15 e 19). Mas não podemos cometer erros incorrigíveis, irreversíveis ou incontroláveis. Eles poderão acarretar prejuízos incomensuráveis.

- ✔ Quinto, no âmbito dos erros, a correção é mais importante do que a prevenção. Daí a bela observação de Voltaire (1674–1778), filósofo francês: "Os homens erram, os grandes homens confessam que erraram."

No caso específico de nossa conversa, os executivos mencionados por você sofreram inúmeras perdas. Todos, sem exceção, mancharam de maneira irremediável e vergonhosa a sua imagem pessoal, perderam a credibilidade no mundo dos negócios, destroçaram a reputação pessoal, perderam a posição, o poder, a fama de executivos superstars e a milionária remuneração anual.

Além disso, causaram enorme sofrimento às suas famílias e à sociedade como um todo. Alguns deles foram arrancados de seus luxuosos escritórios algemados e presos diante das câmeras de televisão do mundo inteiro.

E, outros ainda, morreram de ataque cardíaco ou se suicidaram. Tudo isso pode ser resumido em uma única frase: Eles destruíram não apenas sua carreira, mas a própria vida.

Sim, reconheço que todos eram tidos como modelo. O sucesso de suas carreiras e as suas mais admiradas realizações percorreram o mundo em curto espaço de tempo e se tornaram mundialmente conhecidos. Inúmeros fatores contribuíram para a conquista de sua celebridade: a globalização da economia, a expansão rápida da informação na internet que democratizou as informações, um plano de marketing pessoal desenhado e orquestrado por especialistas e a avidez da sociedade por heróis e modelos.

Durante os últimos anos, muitos deles ocuparam as primeiras páginas dos jornais, horários nobres de televisão e capas das mais importantes revistas de negócios do mundo.

Alguns desses executivos chegavam a receber anualmente 250 convites para proferirem palestras em universidades de prestígio, câmaras de comércio, clubes privados de negócios, conferências globais, etc.

Prezado filho, todos nós erramos na vida. Eu já cometi inúmeros erros. É bem verdade que eles não tiveram a dimensão daqueles que você me relatou.

Sim, é uma pura verdade, alguns dos erros que cometemos não têm relevância nenhuma a princípio. Talvez deveríamos tratá-los como equívocos apenas. Outros nos causarão prejuízos toleráveis. E, outros ainda, podem nos nocautear totalmente. De qualquer maneira, é preciso ficar atento, a fim de evitá-los ao longo de sua vida e carreira.

Aqui, chamo sua atenção para inúmeros erros que podem fazer sua carreira descarrilar:

- ✔ Escolha de amigos e subordinados errada.
- ✔ Avaliação precipitada das pessoas e das coisas — julgar simplesmente pela aparência.
- ✔ Não pensar em profundidade sobre os problemas que certamente enfrentará ao longo de sua jornada.
- ✔ Pressa na hora de tomar decisões.
- ✔ Comunicação incoerente e duvidosa.
- ✔ Não se preparar adequadamente para uma apresentação — independentemente do seu grau de importância.
- ✔ Procrastinar, entre tantas outras coisas, a aquisição de novos conhecimentos e saberes.
- ✔ Jogar os problemas para debaixo da mesa na esperança de que eles se resolvam por si mesmos.
- ✔ Falar demais. Não saber ouvir.
- ✔ Não respeitar a opinião alheia.
- ✔ Fazer sombra ao chefe ou esconder informações propositalmente dele, a fim de comprometê-lo.
- ✔ Escolha da empresa e do chefe errada.
- ✔ Acreditar cegamente nas pessoas.
- ✔ Delegar tarefas às pessoas erradas.
- ✔ Não planejar a própria carreira e confiar o seu futuro à empresa ou ao chefe.
- ✔ Tornar-se o dono da verdade — soberbo e arrogante.
- ✔ Fechar os olhos para as mudanças — inflexível e teimoso.
- ✔ Não tratar com coragem as suas vulnerabilidades.
- ✔ Não correr riscos com medo de perder o que ganhou.
- ✔ Não aceitar as críticas, mesmo que construtivas.

- ✔ Não administrar o tempo com sabedoria.
- ✔ Confundir a pessoa com a posição.
- ✔ Acreditar que é mais esperto do que todas as outras pessoas.
- ✔ Usar o dinheiro do acionista em benefício próprio.
- ✔ Não se manter preparado, a fim de tirar proveito das oportunidades que surgem.
- ✔ Não aprender a jogar o jogo político nas organizações.
- ✔ Não poupar para os dias de vacas magras.
- ✔ Subestimar a importância dos relacionamentos para seu progresso pessoal.
- ✔ Descuidar de sua apresentação e postura pessoal.
- ✔ Abrir a sua vida pessoal para qualquer pessoa.
- ✔ Dar satisfação a quem não lhe pediu.
- ✔ Agir por teimosia.
- ✔ Aceitar as coisas sem nenhum questionamento.
- ✔ Valorizar a própria ignorância.
- ✔ Esquecer que o mundo roda. O que você planta é o que você colhe.
- ✔ Comportar-se de maneira deselegante e incivilizada.
- ✔ Falar mal de seu superior imediato, da empresa onde trabalha e de seus próprios colegas, etc.

Meu querido filho, vejo que você avança a novas posições rapidamente. Por esse motivo, saiba que, quanto mais você subir na hierarquia corporativa, mais estará sujeito ao erro e mais poderá ser tentado a se considerar uma espécie de "deus". Evite essas duas situações e então poderá se tornar um profissional sábio.

Há uma expressão extraída do Livro Sagrado que diz em forma de advertência: "Aquele que estiver em pé, cuidado para não cair."

Ao concluir esta carta, desejo repartir com você um pouco da sabedoria judaica milenar. Afinal, ela é tão adequada para os nossos dias como foram em passado remoto: "No caminho da sabedoria te ensinei e pelas veredas da retidão te fiz andar. Em andando por elas, não se embaraçarão os teus passos; se correres, não tropeçarás. Retém a instrução e não a largues; guarda-a, porque ela é a tua vida. Não entres na vereda dos homens maus, nem sigas pelo caminho dos perversos. Evita-o; não passes por ele; desvia-te dele e passa de largo" (Provérbios de Salomão, 4.11–15).

Carta II

O VALOR E O PODER DAS BOAS AMIZADES

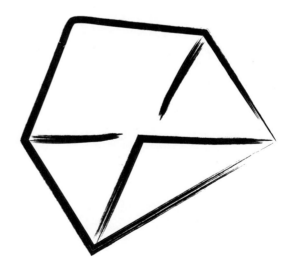

Querido filho,

Felizmente, tenho observado que você se esmera em desenvolver e cultivar novas, excelentes e construtivas amizades. Parabéns! Esse é um hábito valioso e uma grande virtude também. Desse hábito você necessitará ao longo de toda a sua vida e carreira profissional. Afinal, não somos uma ilha em nós mesmos.

É sabido que uma pessoa sem amigos é um ser solitário, triste e que não conta com o apoio de seus semelhantes nos momentos da adversidade ou até mesmo da prosperidade, exceto por interesse. E uma amizade que é lastreada apenas em interesse por interesse também termina, como apropriadamente observou o escritor espanhol, A. de Guevara (1480–1545).

A necessidade humana de ter amigos é tão antiga quanto o surgimento do ser humano na face da Terra. No livro de Gênesis, lemos que Deus, ao criar o primeiro homem, logo constatou que ele não poderia viver isolado e sozinho: "Disse mais o Senhor Deus: Não é bom que o homem esteja só; far-lhe-ei uma companheira..." (Gênesis 2.18).

A importância do cultivo de boas amizades se justifica:

Salomão (900 a.C.), sábio judeu e rei de Israel, em sua aguda e perscrutadora observação da conduta humana, afirmou: "O olhar de amigo alegra o coração"; "Um amigo fiel é uma proteção poderosa: quem o encontrou, encontrou um tesouro" (Provérbios 15.30 e Eclesiastes 6.14).

Menandro (342–291 a.C.), comediógrafo grego, em *Fragmentos*, 591, expressou opinião semelhante: "Para o corpo doente, é necessário o médico; para a alma, o amigo: a palavra afetuosa sabe curar a dor."

Aristóteles (384–322 a.C.), filósofo grego, em seu genial trabalho, *Ética a Nicômaco, VIII, 1*, externou parecer idêntico: "Sem amigos ninguém escolheria viver, mesmo que tivesse todos os outros bens."

Sir William Osler manifestou juízo análogo: "Na vida de um jovem, o apetrecho mais essencial para atingir a felicidade é o dom da amizade."

Sim, as amizades verdadeiras são como tesouros, conforme observou Salomão. Valiosas, porque nos arrastam para patamares superiores, realçam e enaltecem o nosso brilho pessoal, revigoram e fortalecem o nosso caráter, ampliam as nossas inesgotáveis fontes de sabedoria por meio de conversas lúcidas, inteligentes e bem-humoradas. E, não menos importante, os verdadeiros amigos estão sempre dispostos a nos ouvir com genuíno interesse, a nos dizer verdades desagradáveis e a remover as dúvidas de nossas mentes, muitas vezes confusas e irrequietas.

Como escrevi no início dessa carta, as amizades serão fundamentais para o seu avanço profissional. Ao longo de sua carreira — 45 anos aproximadamente —, você encontrará muitas pessoas, mas lembre-se de que todas elas são diferentes de você em alguma coisa. Algumas vêm de berços ricos, outras de berços pobres, como o meu. Muitas estudaram em escolas de primeira linha, outras em escolas de segunda e terceira linha.

Umas tiveram o privilégio de estudar fora ou de conhecer o mundo. E milhares de outras nunca saíram de suas vilas ou bairros. Algumas valorizam tremendamente a cultura em toda a sua amplitude, outras a renegam alegando que isso é coisa para intelectual.

Algumas têm verdadeira obstinação pelo sucesso profissional — poder, dinheiro, status e fama —, enquanto outras cultivam seus ideais e professam uma noção de sucesso diferente, à semelhança de Madre Tereza de Calcutá: "Muito frequentemente me sinto como um pequeno lápis nas mãos de Deus. Ele escreve, Ele pensa. Ele faz os movimentos. Eu só tenho que ser o lápis."

Afinal, o que é um bom amigo, você me indagará. Fui em busca de respostas para sua indagação. Eis o que encontrei:

Aristóteles (384–322 a.C.), filósofo grego, interrogado sobre o que seria bom amigo, disse: "Uma alma solitária que vive em dois corpos" (Citado em *Diógenes Laércio, Vida dos filósofos, Aristóteles, V. 20*).

Opinião semelhante esboçou Zenão de Eleia, filósofo grego, século V a.C.: "Quem é um amigo? Um outro eu" (Citado em *Diógenes Laércio, livro anteriormente citado, Zenão, VII, 23*).

Lembro-me que Confúcio, filósofo chinês, há mais de 2.500 anos disse que um hábito característico de pessoas de personalidade forte é "não ter amigos que não se equiparem a você".

Muitos séculos depois dele, Cúrcio Rufo, escritor latino, século I, *Vida de Alexandre, o Grande, VIII*, escreveu: "Firmissima est inter pares amicitia" ("A amizade mais sólida é aquela entre iguais").

Fiquei surpreso, confesso, pois, apesar do pequeno universo de minha infância e juventude, meu pai, um homem extremamente simples, porém sábio, me falava todos os dias: "Meu filho, procure se acompanhar de pessoas que são melhores do que você em alguma coisa."

Acredito que, entre tantos conselhos que diariamente ouvi dele, foi esse o que certamente mais me marcou até o presente estágio de minha vida. Sempre procurei fazer amizade com pessoas singulares no que empreendiam. Essa minha posição me ajudou tremendamente desde então.

É bem provável que você já tenha ouvido inúmeras vezes essa mesma expressão, mas nunca parou para pensar sobre o seu poder enriquecedor. Então, permita-me ajudá-lo a fazer uma reflexão sobre este assunto tão sagrado:

- ✔ Como você define o seu melhor amigo?
- ✔ O que você espera de seu melhor amigo ou o que ele deve esperar de você?
- ✔ Em que circunstâncias da vida ou carreira você deve abordá-lo?
- ✔ Como desenvolver, cultivar e manter uma boa amizade?
- ✔ De que maneira o seu amigo lhe influencia ou você o influencia?
- ✔ Que porcentagem de seu tempo você dedica ao seu melhor amigo?

Prezado filho, agora que você chegou às suas conclusões a respeito de um bom amigo, quero dividir com você a minha visão que não é diferente das mentes mais brilhantes.

O bom amigo é aquele que é cúmplice de sua história pessoal e que, independentemente de suas diferenças, é capaz de compreendê-lo sem que necessariamente tenha de concordar com todos os seus pensamentos, atitudes, comportamentos e ações.

O bom amigo é também aquele que vive no seu pensamento e, quando algo lhe acontece de bom ou ruim, você deseja compartilhar com ele. Nas palavras de Aristóteles, "Uma alma solitária em dois corpos" como escrevi anteriormente.

O bom amigo é ainda aquela pessoa que você sempre deseja que esteja por perto. Ela é uma espécie de alma gêmea. Portanto, ela transmite bom humor, alegria, sentimentos lúdicos, sensação de bem-estar, otimismo, energia, paciência, esperança, fé e amor, entre outros sentimentos nobres. Sentir-se complementado e bem acompanhado.

O bom amigo é o seu melhor confidente. Ele celebra suas vitórias sem nenhum sentimento de inveja. Ele tem caráter ilibado, se conduz com exemplar nível de educação, busca o que há de melhor em você, está sempre disponível para ajudá-lo. Mesmo durante a sua ausência, você conversa com ele em seus pensamentos e ruminações internas.

E, não menos importante, a sua amizade é totalmente desprovida de interesse pessoal. Por isso, ele é imparcial e lhe mostrará com certeza as suas incoerências. Aí reside a força e a estabilidade desse relacionamento. Ele é espontâneo e gracioso. Portanto, nunca espere do seu verdadeiro amigo uma "tietagem" ou bajulação sem mérito.

Sim, a amizade verdadeira, como acabei de descrever, encerra em si inumeráveis utilidades. Como escreveu Marco Túlio Cícero, *Laelivs de Amicitia*: "Para onde quer que te voltes, lá está ela a teu alcance; não há lugar onde não esteja; nunca é intempestiva, nunca é molesta."

E, em outro trecho de sua obra, acrescentou: "A amizade apresenta vantagens muito numerosas e importantíssimas; mas a que a todos ultrapassa é a de inspirar uma doce confiança no futuro sem permitir que os ânimos desfaleçam ou sucumbam. Assim, quem contempla um amigo verdadeiro, contempla como que uma imagem de si mesmo. Eis porque os ausentes se fazem presentes, os pobres se tornam ricos, os fracos ganham robustez e, o que é mais difícil de dizer, os mortos recobram vida: de tanto inspirarem estima, recordação e saudade a seus amigos."

É bom frisar que, apesar de toda a alegria e cumplicidade desse relacionamento, essa amizade passa muitas vezes por momentos de estremecimento, questionamento, irritação, entre outros conflitos. Afinal, os amigos não são perfeitos.

Meu querido filho, nos últimos anos muito tem sido escrito e discutido sobre a importância da construção de uma rede de relacionamento — networking — e a febre das redes sociais. A despeito de sua utilidade, elas não significam necessariamente uma rede de amigos na essência discutida em nossa carta. Lá há interesses bem específicos — "eu preciso matar a minha sede" e tendo saciado a minha sede, viro as costas à fonte, para somente retornar a essa mesma fonte quando estiver novamente sedento. Isso não é amizade. É puro interesse.

A tendência ao isolamento, o individualismo exacerbado, a competição no mercado de trabalho e a distração com os recursos fáceis disponibilizados pelas novas tecnologias têm afastado as pessoas de sua capacidade de cultivar relacionamentos verdadeiros e perenes. Fique atento para não cair nessa vala, pois se cair não haverá ninguém para levantá-lo ou tirá-lo de lá.

A vaidade pessoal é também um fator fortemente motivado pela sociedade materialista. Isto implica diretamente na incapacidade de ouvir e aceitar opiniões contrárias, imparciais ou rejeições tão importantes no cultivo da amizade que, sem as quais, não se estabelece confiança e cumplicidade. Nesse ambiente, "cada pessoa é um rei" — e como tal, se abriga no "Forte dos Tártaros".

Meu filho, não quero que você pense que a minha intenção é desqualificar a importância das redes sociais e de relacionamentos. Muito pelo contrário, reconheço que elas têm a sua utilidade clara e um poder de troca bem definido. Eu as utilizo como você é testemunha, porém, uso-as para servir e cumprir o meu mandato cultural. Entretanto, é preciso cuidar para não torná-la superficial, utilitária e de circunstância apenas. Quero lembrá-lo das palavras proferidas por Cristo em seu mais belo sermão, *O Sermão da Montanha*: "Tudo quanto, pois, quereis que os homens vos façam, assim fazei-o vós também a eles" (O Evangelho Segundo São Mateus 7.12).

Permita-me relatar uma experiência entre as muitas que vivi ao longo de minha carreira de coach executivo e que pode contribuir para seu amadurecimento e crescimento profissional.

Assessorei e acompanhei a carreira de uma jovem promissora da área de recursos humanos quando ainda ocupava uma posição de supervisora de treinamento e desenvolvimento em empresa multinacional, hoje diretora de recursos humanos de grande empresa global.

Contribuí inúmeras vezes para o progresso de sua carreira, orientando-a em suas novas conquistas gerenciais. Instrumentei-a com ampla literatura, com aconselhamento personalizado, inclusive de seu marido, e ainda a acompanhei de perto em todas as suas transições de uma empresa à outra.

Entretanto, para a minha decepção e de toda a minha equipe, no momento em que ela se estabeleceu como diretora, simplesmente desapareceu.

Meu filho, é triste e decepcionante constatar que existem pessoas que, a despeito das atenções e dos cuidados a elas dispensadas, manifestem comportamento tão ingrato. Essas não sabem cultivar com apreço os benefícios de uma amizade.

Querido filho, espero que você nunca se comporte como essa jovem diretora. Você irá habitar em diversas casas — "empresas" — e, certamente, será orientado por diversas pessoas, inclusive chefes dos quais não nutre nenhum simpatia. Entretanto, seja grato até mesmo àquelas pessoas com as quais não se identificou ou gostou por qualquer motivo. Elas também contribuíram para o seu crescimento pessoal e profissional.

A gratidão, meu filho, é sempre um gesto de amizade, mesmo que não correspondido pelos demais. Aqui devo lembrá-lo as palavras de Sêneca, *De beneficiis, II, 22, 1*: "Quem acolhe um benefício com gratidão, paga a primeira prestação da sua dívida", e, ainda, as de Miguel de Cervantes (1547–1616), escritor espanhol, *Dom Quixote*: "La ingratitud es hija de la soberbia".

Cultivar e reter bons amigos ao longo da vida é uma arte de valor inestimável. Como a semente que você planta necessita de solo fértil, umidade, sol, adubo, água e cuidado todos os dias, assim também as amizades que cultiva e retém merecem cuidados muitos especiais. Nunca se esqueça disso. Lembre-se das palavras de Samuel Johnson: "Deixar a amizade extinguir-se por descaso e por ausência certamente não é sensato. É desfazer-se voluntariamente de um dos maiores consolos dessa nossa fatigante peregrinação."

Ao concluir esta carta, gostaria de lhe fazer algumas recomendações que certamente o ajudarão ao longo da vida e carreira:

- ✔ Seja seletivo na escolha de seus amigos e lembre-se de que nem todas as pessoas que o cercam servem para serem seus amigos. Isso não significa que você tenha de desprezar todas as outras. Portanto, aprenda a tratá-las com respeito e consideração.

- ✔ Nunca se recuse a fazer o bem a quem quer que seja. Portanto, não seja egoísta. Lembre-se do conselho de Cristo: "Dá a quem te pede e não voltes as costas ao que deseja" (Mateus 5.44).

- ✔ Ofereça aos seus amigos a força espiritual de que necessitam. Lembre-se das sábias palavras de Madre Tereza de Calcutá: "Se eu alguma vez vier a ser Santa — serei com certeza uma santa da escuridão —, estarei continuamente ausente do céu para acender a luz daqueles que na Terra se encontram na escuridão."

- ✔ Tenha como um dos seus propósitos de vida trabalhar para a emancipação da mente das pessoas. Acredite, esse é um dos meus propósitos mais sublimes como coach executivo. Quem visita o meu escritório, não importa o seu motivo, sabe que ele jamais sairá de minha sala sem ter aprendido algo de novo e sem a recomendação de um bom livro para ler. Reconheço o quanto é difícil transformar a mente humana. Entretanto, não vou desistir de desafiá-las e de combater a mediocridade, simplesmente porque necessito encher os cofres de dinheiro de minha empresa.

- ✔ O que verdadeiramente ambiciono é incentivar e motivar as pessoas, a fim de que elas se tornem ávidas pela pesquisa, pela busca contínua de novos saberes, a pensarem em profundidade e nunca aceitarem as coisas como se todas elas fossem verdades absolutas. Portanto, meu prezado filho, nunca deixe de questionar, de criticar e de debater ideias, não importam as suas fontes. Afinal, ninguém tem o monopólio da verdade.

- ✔ Não se deixe impressionar ou influenciar pela grandeza das pessoas. Elas podem estar erradas. Gosto muito das palavras de William Shakespeare, *Noite de Reis*: "Algumas pessoas nascem grandes, algumas realizam grandeza e algumas têm grandeza imposta sobre elas." Aprenda a distingui-las.

- ✔ Aprenda a esquecer e a perdoar. Lembre-se da lição que lhe transmiti repetidas vezes: "Tudo quanto, pois, quereis que os homens vos façam, assim fazei-o vós também a eles."

Acredito que você saberá se conduzir doravante aonde quer que você esteja — no lar, no trabalho, no clube, na câmara de comércio, na igreja ou em qualquer outro lugar. Mesmo assim, faço-lhe mais uma recomendação inspirada na canção de Fernando Brant e Milton Nascimento, Canção da América:

> Amigo é coisa para se guardar
> Debaixo de sete chaves
> Dentro do coração
> Assim falava a canção que na América ouvi
> Mas quem cantava chorou
> Ao ver o seu amigo partir
> Mas quem ficou, no pensamento voou
> Com seu canto que o outro lembrou
> E quem voou, no pensamento ficou
> Com a lembrança que o outro cantou
> Amigo é coisa para se guardar
> No lado esquerdo do peito
> Mesmo que o tempo e a distância digam "não"
> Mesmo esquecendo a canção
> O que importa é ouvir
> A voz que vem do coração
> Pois seja o que vier, venha o que vier
> Qualquer dia, amigo, eu volto
> A te encontrar
> Qualquer dia, amigo, a gente vai se encontrar.

Carta III

A IMPORTÂNCIA DA LEITURA

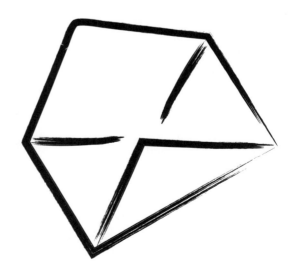

Querido filho,

Tive grande prazer em encontrá-lo por ocasião de minha visita diária à Livraria Cultura do Conjunto Nacional na Avenida Paulista, centro financeiro do país, uma de suas mais ricas e belas avenidas e também símbolo do espírito empreendedor dos paulistanos.

Religiosamente, a visito de segunda a sábado. Sinto enorme prazer em andar no meio de suas prateleiras cheias de livros sobre os mais diferentes assuntos — duzentos mil títulos que podem ser manuseados e três milhões de títulos catalogados à sua disposição.

A sensação que tenho, à medida que caminho pelos seus corredores e andares, é a de que, a cada passo dado, vejo os seus autores emergirem das páginas dos livros como se eles tivessem sido acordados pelos meus passos. Então ocorre o inusitado. Eles me cumprimentam e começam a conversar comigo sobre o universo do conhecimento que desejam partilhar.

Essas visitas me fazem compreender, em sua inteireza e beleza romântica, as palavras de A. G. Sertillanges: "O contato com escritores geniais nos faz granjear vantagens imediatas de elevar-nos a um plano mais alto; somente pela sua superioridade eles conferem um benefício sobre nós mesmos antes que nos ensinem alguma coisa. Eles dão o tom para nós; eles nos familiarizam ao ar rarefeito dos cumes das montanhas. Estamos nos movendo nas regiões mais baixas; eles nos trazem de um só golpe para sua atmosfera. Neste mundo de pensamentos elevados, o rosto da verdade parece estar desvelado; a beleza resplandece; o fato de que seguimos e entendemos estes profetas nos faz refletir que somos, afinal de contas, da mesma raça, que a alma universal está em nós, a Alma das almas, o Espírito a quem devemos somente nos adaptar a fim de romper na fala divina, uma vez que, na fonte de toda inspiração, sempre profética, há Deus, o primeiro e supremo autor de todos os escritos" (A. G. Sertillanges, *Intelectual Life*, págs. 158–159).

Nesse nosso encontro casual, você me fez cinco perguntas para as quais gostaria de obter respostas pontuais. Elas não precisavam ser dadas naquele momento, até porque você já estava atrasado para o trabalho. Prometi-lhe que, oportunamente, as responderia via e-mail. Pois bem, esse momento chegou.

- ✔ Que livros eu estava lendo naquele momento?
- ✔ Que livros eu recomendaria para a sua leitura?
- ✔ Que livros são indispensáveis na biblioteca particular de um profissional?
- ✔ Que importância a leitura de bons livros desempenha na construção de uma carreira de sucesso?
- ✔ Como cultivar o hábito da leitura quando tudo ao redor de um profissional o distancia dos livros — a televisão, a longa jornada de trabalho que o deixa cansado, a falta de incentivo à leitura no ambiente de trabalho (a maioria das empresas não tem uma biblioteca), o longo trajeto da casa para o trabalho e vice-versa, entre tantas outras coisas.

Querido filho, como você sabe, fui considerado pela jornalista Maria Tereza Gomes, ex-diretora de redação da revista Você S.A. e posteriormente diretora da Ideal TV, um leitor voraz. É verdadeira a sua observação. Leio durante várias horas todos os dias — de domingo a domingo. Não saberia passar um dia de minha vida sem ter um bom livro para ler. E tenho excelentes motivos para empreendê-lo:

- ✔ Esse é um hábito que cultivo desde o berço. Meus pais me obrigavam a ler e estudar todos os dias. Depois desse período, ele nos reunia ao redor da mesa de jantar a fim de nos sabatinar. Essas horas eram conhecidas no meu lar como "A Hora do Ponto". Elas eram horas sagradas. Eu e os meus irmãos tínhamos de demonstrar que verdadeiramente tínhamos estudado e sabíamos dizer com nossas próprias palavras o que tínhamos aprendido. Ai do filho que não tivesse se preparado — a palmatória estava à sua espreita.

    Ainda hoje escuto a voz de meu pai martelando nos meus ouvidos: "O homem que não lê não tem nenhuma vantagem sobre aquele que não sabe ler", "Cuidado com o homem de um livro só", "A leitura faz do homem um ser completo", "A ignorância é atrevida", "Procure aprender com todos os sábios", "Infeliz é aquele aluno que não supera o seu professor", entre tantos outros aforismos.

✔ Conversar com nossos mentores intelectuais ou ler as suas obras significa ampliar exponencialmente os nossos conhecimentos sobre os diversos saberes. Lembro-me que nos meus dias de estudante de teologia, nos Estados Unidos, ouvi uma conferência pronunciada pelo reverendo doutor Martyn Lloyd-Jones no Westminster Theological Seminary, em 1971, na qual ele dizia: "Ninguém pode ser exímio em tudo; mas um homem pode procurar conservar-se a par e à testa de tudo do melhor modo possível. Assim, pois, cumpre-lhe ler sobre essas questões, para que se mantenha informado sobre o que acontece. Até aqui venho pensando em livros — o hábito da leitura" (Dr. Martyn Lloyds-Jones, *Preaching and Preachers* [1971]).

E qual seria a natureza dessa leitura? História Geral e da Igreja, psicologia, ciência em todos os seus campos — física, química, biologia, matemática, astronomia, anatomia, apologética, biografias, filosofia, ética, antropologia, teologia, sociologia, política, economia, etc.

E, em outro trecho de sua conferência, disse: "Todas essas questões precisam ser consideradas. Quanto mais você ler sobre esses assuntos, melhor equipado ficará. Tudo isso, lembre-se, cabe dentro do tema de seu preparo pessoal" (Dr. Martyn Lloyds-Jones, Obra citada, pág. 129).

✔ Essa é também a forma que encontrei para demonstrar respeito e consideração aos meus clientes — "não quero ser um consultor de carreira de uma nota só". Quero ser diferente e quero fazer uma diferença na vida de todos aqueles profissionais — homens e mulheres que me procuram em busca de aconselhamento. E essa diferença se dá por meio de meu incentivo à leitura, ao estudo contínuo e ao aperfeiçoamento permanente. Não saberia ser de outra maneira. Quem já me viu em ação sabe muito bem.

Infelizmente, reconheço que muitos profissionais preferem a mediocridade à sabedoria, a Caverna de Platão à biblioteca pública, o jogo de futebol ou a novela à arte de pensar, as trevas da ignorância à luminosidade libertária do saber, a superficialidade de determinados autores que alimentam a sua cegueira às profundezas dos gênios que despedaçam os cérebros, fazendo-os questionar a tudo, inclusive a si mesmos.

Nas palavras de Franz Kafka: "No conjunto, penso que podemos ler somente livros que nos mordam ou nos ferroem. Se um livro que estamos lendo não nos abalar como um golpe na cabeça, por que nos aborrecemos com a sua leitura em primeiro lugar? Portanto, eles têm que nos fazer felizes, concorda? Bom Deus, seríamos felizes se não tivéssemos nenhum livro afinal; livros que nos deixam felizes poderíamos facilmente escrever nós mesmos."

Algumas advertências:

- ✔ Seja seletivo em sua leitura. Um livro que não merece ser lido uma segunda vez também não merece ser lido uma primeira.

- ✔ Leia pelo menos vinte páginas por dia. No final do ano, você terá lido trinta e seis livros. A média de leitura do brasileiro é de apenas dois livros por ano. Perdemos nesse quesito para países como Argentina, Chile, Alemanha, Japão e Estados Unidos.

- ✔ Leia um livro de cada vez. Faça anotações. Sublinhe as partes mais importantes com lápis colorido. Compare, critique e discuta com um amigo sobre o que você leu. Se puder, ensine e escreva sobre o que você leu. Hipócrates, ao introduzir elementos do método científico no diagnóstico da doença, recomendou com insistência a observação cuidadosa e meticulosa de todas as coisas: "Não deixem nada ao acaso. Não percam nenhum detalhe. Combinem as observações contraditórias. Não tenham pressa." Querido filho, essas recomendações ainda hoje continuam válidas. Afinal, vivemos na Era do Conhecimento.

- ✔ Desconfie dos best-sellers e dos livros de sucesso. Reflita sobre a observação feita pelo bibliógrafo e bem-sucedido empresário, Dr. José Mindlin (1914–2009): "Desconfio dos livros de sucesso, e desses, em geral, só vou ler os que tiveram um tempo de decantação" (José Mindlin, *Uma vida entre livros — Reencontro com o Tempo* (1907), pág. 16).

- ✔ Certifique-se em que categoria o autor ou autores de seus livros prediletos está ou estão inseridos. Essa distinção pode ser feita por meio da leitura de críticas, resenhas e comentários acerca das obras e seus autores, inclusive na internet.

Os autores podem ser classificados em três categorias distintas, segundo o filósofo alemão, Arthur Schopenhauer (1788–1860): "Em primeiro lugar, os que escrevem sem pensar. Escrevem partindo da memória, de reminiscências ou até diretamente de livros alheios. Essa classe é a mais numerosa. Em segundo lugar, os que pensam enquanto escrevem. Pensam, a fim de escrever. São muito frequentes. Em terceiro lugar, os que pensam antes de se porem a escrever. Escrevem simplesmente porque pensaram. Esses são raros" (Arthur Schopenhauer, *Sobre o Ofício do Escritor*, 2005, pág. 5).

- ✓ Escolha um local em sua residência ou em seu escritório onde você possa fazer sua leitura sem interrupções e barulho de qualquer natureza. Isso lhe ajudará a se concentrar na leitura apenas. Se desejar, escute músicas clássicas enquanto você lê. Esse é o meu ritual particular.

- ✓ Leia e avalie a bibliografia apresentada pelo autor. O prefácio e a bibliografia devem ser lidos cuidadosamente. Quais as fontes consultadas pelo autor? Os autores são reconhecidos pelo seu peso intelectual — "scholarship level" — ou são autores de livros "água com açúcar".

Agora, vamos às indagações. Espero que as minhas respostas ajudem você e todos os leitores desta carta.

Que importância a leitura de bons livros desempenha na construção de uma carreira de sucesso?

A leitura de bons livros é vital não apenas para a construção de uma carreira de sucesso, mas também para o progresso de uma nação. Não sei até que ponto a ignorância literária ou científica contribui para o declínio e morte de uma carreira ou de uma sociedade, mas sei que as consequências da falta de cultura são por demais perigosas em nossa Era do Conhecimento e do "Knowledge Worker", para usar uma expressão criada pelo renomado consultor Peter Drucker, 1965.

É perigoso e temerário que um profissional deseje empreender uma carreira com os conhecimentos que adquiriu em uma universidade apenas — graduação, pós-graduação ou MBA. Afinal, a conquista de um trabalho e o seu avanço profissional será determinado pelo seu menor ou maior grau de conhecimento e cultura em sociedade global. O mundo do futuro que já começou pertence aos profissionais preparados e cultos. Os medíocres serão destituídos de seus postos e, fatalmente, passarão a peregrinar pelos grandes centros urbanos dizendo que o mundo não lhe deu uma oportunidade.

É perigoso ainda que o conhecimento de um profissional se restrinja apenas a sua área de trabalho — marketing, finanças, manufatura, tecnologia da informação, vendas, recursos humanos, contabilidade, auditoria, etc. —, quando todos os dias ele é assolado por inúmeros outros assuntos que demandam dele conhecimento como o aquecimento global, governança e sustentabilidade corporativa, ética empresarial, chuva ácida e poluição, o avanço do governo sobre as nossas vidas, o vício das drogas que ameaça a nossa juventude, desflorestamento tropical, o surgimento de novas tecnologias em todos os campos do saber humano, crises financeiras que ameaçam as grandes potencias mundiais, inclusive os Estados Unidos, globalização da economia, o avanço rápido de novas seitas religiosas que utilizam as mais modernas tecnologias da comunicação para enganar as multidões prometendo a riqueza rápida e fácil, mas que na verdade as arrastam para a Idade Média com as suas crendices e superstições.

O filósofo chinês, Lin Yutang (1895–1976), em sua excelente obra, *The Importance of Living* (1941), escreveu: "O homem que não cultiva o hábito da leitura está aprisionado em um mundo imediato, relativamente ao tempo e ao espaço. Sua vida cai em uma rotina fixa; acha-se limitado ao contato e a conversação com uns poucos amigos e conhecidos, e só vê o que acontece na vizinhança imediata. Mas quando toma em suas mãos um livro, penetra em um mundo diferente, e se o livro é bom, vê-se imediatamente em contato com um dos melhores conversadores do mundo. Este conversador o transporta a um país diferente, ou a uma época diferente, ou lhe confia alguns de seus pesares pessoais, ou discute com ele uma forma especial ou um aspecto da vida de que o leitor nada sabe."

Querido filho, quero chamar sua atenção para alguns bons exemplos de profissionais que construíram uma carreira de sucesso nas mais variadas áreas por meio dos livros:

- **No campo empresarial:** Bill Gates (Microsoft), Olavo Setúbal (Banco Itaú), Jeffrey Immelt (General Electric), Thomas Mellon (Mellon Bank), José Mindlin (ex-Metal Leve), Pinheiro Neto (fundador do maior e mais respeitado escritório de advocacia do país), David F. D'Alessandro (ex-CEO da John Hancoch Financial Services), Robert Wood Johnson (fundador da Johnson & Johnson), Warren Buffett. Este último ler durante seis horas por dia.

- **No campo político:** Abraham Lincoln, John Kennedy, Harry Truman, Thomas Jefferson (ex-presidentes dos Estados Unidos), Benjamin Franklin (diplomata e empresário bem-sucedido), Winston Churchill (ex-primeiro ministro da Inglaterra), Fernando Henrique Cardoso (ex-presidente do Brasil), Rui Barbosa (o Águia de Haia), Joaquim Nabuco (o Estadista do Império), Charles-Maurice de Talleyrand-Périgord (estadista francês),

- **No campo militar:** Napoleão Bonaparte (militar e estadista francês), Douglas MacArthur (responsável pela construção do Japão e um dos generais mais admirados da vida norte-americana), Jarbas Passarinho (coronel do exército brasileiro, senador e ministro de várias pastas).

- **No campo econômico:** Mário Henrique Simonsen (professor de economia e ex-ministro da Fazenda) e Delfim Netto (professor, politico e ex-ministro da Fazenda e da Agricultura), John Kenneth Galbraith (ex-professor da Universidade de Harvard e ex-presidente da American Economic Association), Adam Smith (professor da Universidade de Glasgow, entre outras atividades), Alan Greenspan (secretário do Tesouro norte-americano) e John Maynard Keynes (considerado um dos mais importantes economistas da história).

Essas são algumas das figuras que me vêm à mente neste instante. É, portanto, uma lista incompleta. Muitos outros nomes poderiam ser citados. O importante é mostrar que essas pessoas tinham um compromisso com a busca da sabedoria. E, com isso, alguns revolucionaram a sua carreira e outros, o mundo. Espero que você um dia faça parte de um desses dois grupos. Eu ficarei muito feliz com o seu sucesso.

E, agora, vamos à última pergunta: Como cultivar o hábito da leitura quando tudo ao redor de um profissional o distancia dos livros?

Obviamente, como você deve saber, a melhor época para você desenvolver o hábito e a paixão pela leitura é na infância. Se crescemos em um lar em que há livros e estímulos diários à leitura, em que os mais velhos nos leem histórias quando somos crianças e que também leem por prazer e paixão, aprendemos naturalmente a ler e a admirar as obras.

Entretanto, se ninguém ao nosso redor gosta de ler, se não existem exemplos em nossos lares sobre o valor da leitura, onde está a prova de que ela é importante e contribui para o nosso crescimento em todas as dimensões da vida?

Nesse sentido, o berço desempenha papel de extraordinário valor. Veja o comentário feito pelo jurista Rui Barbosa: "Médico era meu pai, ainda que também político e homem de letras; e as minhas leituras de criança e moço, já então afervoradas pela sede insaciável desta curiosidade, a que ainda estou por descobrir sedativo, não distinguiam, na variada e abundante biblioteca de casa, entre os volumes de literatura, os livros de política e os tratados de medicina, em todos os quais, ora uns, ora outros, consoante me afetava o apetite, bebia eu a pasto, sem ordem nem regra, o que o ensejo me deparava, e entendimento, ainda verde, ingeria, de ordinário sem digerir" (*Elogios Acadêmicos e Orações de Paraninfo, Edição da Revista de Língua Portuguesa* (1924), pág. 369).

Por outro lado, se a qualidade da educação a que temos acesso é inadequada, se não nos ensinam a pensar com independência e olhos críticos, mas só a repetir uma decoreba automática, como escreveu Dr. Rui Barbosa, se o conteúdo do que nos dão para ler provém de uma cultura quase alienígena, aprender a ler pode ser um caminho tortuoso. Afinal, todo aquele que lê um livro como quem cumpre uma obrigação é porque não compreende a arte da leitura e nunca sentiu o prazer de fazê-la.

Isso, todavia, não quer dizer que você ou qualquer outra pessoa não possam desenvolvê-la na idade madura. Você pode e deve. Se você verdadeiramente deseja ler, não importa o lugar onde estiver, você poderá ler — no ônibus, trem ou metrô lotado, no banco da praça, em uma casa de campo ou de praia, ou deitado em sua cama.

É fato que hoje somos bombardeados por uma série de facilidades que roubam a nossa atenção e o nosso tempo. Isso, entretanto, não deve se constituir em obstáculo ou desculpa para não ler. Para que você não caia na tentação de se sentar no sofá e ficar diante de sua televisão por horas a fio "zapeando" pelos canais em busca de um bom programa, o que é raro, você necessita cultivar o interesse pela busca de novos conhecimentos que enriqueçam a sua vida. Para que isso ocorra, é necessário que você transforme o aprendizado em valor. Isso só é possível com disciplina, concentração e muita determinação.

Como dizia Thomas Alva Edison: "O homem que não se decide a cultivar o hábito de pensar, desperdiça o maior prazer da vida. Não apenas perde o maior prazer, como não consegue aproveitar o máximo de si mesmo. Todo o progresso, todo o sucesso, floresce do pensamento" (Ed. Peter Krass, *The Book of Business Wisdom — Classic Writing by the Legends of Commerce and Industry* (1997), pág. 15).

Tendo em conta todas essas considerações, sugiro que você siga os seguintes passos:

- ✔ Opte por livros que tratam de seu interesse — esporte, saúde, dinheiro, história, ficção, culinária, vinho, etc.

- ✔ Escolha livros que sejam de fácil leitura e motivação. Isso não significa que eles sejam livros superficiais. Para não cair nesse erro, converse com pessoas que são mais críticas do que você e cultivam o hábito da boa leitura. Se não conhecer ninguém, leia as críticas de livros em jornais e revistas. Como sugeri anteriormente, leia a bibliografia ao final de cada livro. Ela servirá como orientação para futuras leituras.

- ✔ Procure avaliar quais ensinamentos podem ser aplicados no seu dia a dia — na sua casa, no trabalho, no relacionamento interpessoal. Com isso, você transformará um conhecimento aprendido em ações práticas que fatalmente modificarão lentamente a sua vida para melhor. O bem-sucedido empresário norte-americano, G. Kingsley Ward, dizia que um ano de leitura equivale a dez anos de experiência.

- ✔ Cultive o hábito de visitar bibliotecas e livrarias físicas e virtuais. Consulte os livros das estantes, comece a conversar com os seus autores. Eles lhe ensinarão muitas coisas que de outra maneira você não teria acesso.

- ✔ Acompanhe a programação cultural das melhores livrarias. Elas promovem inúmeros eventos com autores dos mais diversos campos do saber. Estar próximo desses autores significa beber na própria fonte. Mate a sua sede de sabedoria.

- ✔ À medida que você for construindo a sua base cultural, aprofunde o nível de sua leitura e pesquisa. Fuja da superficialidade tão comum em nossos dias. Daí porque tantos são facilmente enganados e caem na vala comum do pensamento massificado. Ou seja, não são originais, não inovam, copiam, plagiam e não agregam uma vírgula sequer ao saber humano.

- ✔ Quando você dominar esses passos, certamente se sentirá uma pessoa totalmente diferente e melhor. Portanto, querido filho, abra os livros! Abra os livros! Abra os livros e mantenha-os sempre abertos! Se o fizer, nada me agradará mais.

Carta IV

A IMPORTÂNCIA DE MENTORES PARA O SEU DESENVOLVIMENTO

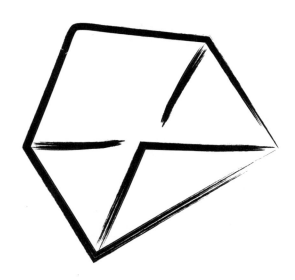

Prezado Jovem,

Empreendi recentemente uma longa viagem a países da Europa e do Oriente Médio. Foi um período fascinante e uma experiência enriquecedora. Durante esse período, expandi meus conhecimentos tremendamente. Agucei ainda mais a minha curiosidade sobre diversos assuntos. Encontrei e conversei com pessoas de diferentes partes do mundo que de outra maneira jamais as encontraria. Experimentei de uma diversidade gastronômica abundante e singular. Visitei museus, lugares históricos, mercados livres e catedrais, a minha paixão particular. Ouvi suas músicas e fiquei sensibilizado com a riqueza da abrangência de sua arte. Tudo isso somado torna uma viagem, seja ela qual for, uma experiência inesquecível.

Voltei ao meu país mais consciente de nossas diferenças culturais — história, valores, interesses, objetivos, estilos de vida, níveis de desenvolvimento econômico e social, etc. —, mas, também, convicto de que o ser humano é o mesmo, não importa a sua origem étnica, formação religiosa, histórico cultural, situação geográfica, sistema político, nível educacional, social e econômico-financeiro. Daí resulta a necessidade de entendermos as outras pessoas e nações.

Agora, compreendo na sua riqueza e profundidade, as palavras do General Douglas MacArthur: "Se existe uma coisa que aprendi durante meus longos anos de experiência é que, se quiséssemos resolver corretamente os problemas do presente e fazer o esboço de um rumo seguro para o futuro, deveríamos estudar, pesar e entender as muitas lições das quais a História é o grande — certamente o único — mestre competente" (Theodore Kinni e Donna Kinni, *Douglas MacArthur, No Substitute for victory: lessons in strategy and leadership from General Douglas MacArthur*).

Essa mesma opinião sobre o valor do conhecimento da história foi expressa por Cícero (106–43 a.C.), escritor e político romano, *Orator*, XXXIV, 120: "Nescire quid ante quam natus sis acciderit, id est semper esse puerum (Não saber o que aconteceu antes do seu nascimento é ser para sempre uma criança)."

Todos nós aspiramos e lutamos para tornar o mundo um lugar melhor para se viver e se trabalhar, especialmente para nossos filhos e também para as futuras gerações, apesar de nossas diferenças.

Ao regressar de minha longa viagem, encontrei inúmeras mensagens no meu e-mail e WhatsApp. É bem verdade que boa parte dessa correspondência vai direto para a lixeira antes mesmo de ser lida. É o destino que a maioria merece ter.

Acredito que não deve ser muito diferente com você quando viaja a serviço de sua empresa ou ao desfrutar de suas merecidas férias.

Entre os muitos e-mails que recebi, encontrei um que logo me saltou aos olhos e despertou a minha atenção. Esse e-mail me foi enviado por você há seis semanas aproximadamente e nele você me indagava se seria possível, apesar de todos os meus compromissos profissionais, discorrer sobre a importância de um mentor na carreira de um profissional.

Deixe-me lhe dizer que, mesmo que se estivesse extremamente ocupado como afirma, o que não deixa de ser verdade, jamais deixaria de atender a sua solicitação. Afinal, como disse Cristo: "Qual é o homem dentre vós que, se porventura o filho lhe pedir pão, lhe dará pedra? Ou, se lhe pedir um peixe, lhe dará uma cobra? (Mateus 7. 9–10)."

Reconheço que esse é um assunto de vital importância em nossos dias, apesar de que algumas vezes a impressão que tenho é de que ele é tratado como um novo modismo corporativo e o qual solucionará todos problemas de seus gestores. Não espere milagres. Mentoring não é uma técnica que uma vez desenvolvida solucionará todos os seus problemas pessoais ou de sua carreira.

Nada é mais distante da verdade. É sabido que, como observou Margarida de Navarra (1492–1549), rainha e escritora francesa, *Heptaméron*: "Os homens mascaram seu demônio com o anjo mais belo que conseguem encontrar." E, por outro lado, como alertou S. Butler (1612–1680), poeta inglês, *The Genuine Remains in Verse and Prose*: "Existem mais tolos do que espertos no mundo, caso contrário, os espertos não teriam o suficiente para viver." Portanto, espero que a figura do mentor não seja mais um desses anjos. Se o for, logo baterá as suas asas em retirada. De um mentor você deve esperar mais do que boas intenções e teorias.

Quero frisar e lembrá-lo que, a despeito de nossos enganos e equívocos a esse respeito, a figura do mentor ao longo da história e civilização humana não é nova. Vamos encontrá-lo na Grécia na figura de Mentor, personagem da Odisseia de Homero, considerado homem sábio e amigo de Ulisses, rei de Ítaca.

Relata a mitologia que, quando Ulisses partiu para a guerra de Troia, confiou os cuidados de seu filho Telêmaco a ele. Como o rei estava demorando a retornar da guerra e Telêmaco via o patrimônio de seu pai ser dilapidado pelos pretendentes de sua mãe, ele decidiu sair à procura de notícias sobre seu pai. Entretanto, como ele não poderia fazer essa viagem sozinho, visto que era muito jovem, deixou-se acompanhar de Mentor, de quem recebe apoio moral, inspiração e coragem para seguir em busca de seu grande objetivo — encontrar seu pai e trazê-lo de volta.

Sabemos, ainda, que há inúmeros outros exemplos da história: Sócrates foi mentor de Platão, ambos filósofos gregos; Aristóteles, filósofo grego, foi mentor de Alexandre, o Grande, militar e imperador inigualável em seus feitos; Arquimedes foi mentor de Galileu e Galileu foi mentor de Ferdinando II, Grão-duque da Toscana, e de Evangelista Torricelli, inventor do barômetro; Lorenzo de Médici, estadista florentino, foi mentor de Tolitan, poeta italiano; Brunetto Latini foi mentor de Dante Alighieri; Polybius, explorador romano, foi mentor de Scipio Aemilianus, general romano; Pompey, o Grande, foi mentor de Marcus Terentius Varro, intelectual romano; Johann von Staupitz foi mentor de Martinho Lutero, um dos líderes da reforma protestante do século XVI.

Partha Bose, em seu notável livro, *The Timeless Leadership Lessons of History's Greatest Empire Builder — Alexander The Great's*, diz: "Certamente um fator que fez Alexandre tão excepcional foi seu pai ter preparado, quando Alexandre era apenas um adolescente, para que um famoso sábio viesse à Macedônia para ser seu tutor. Sob a tutela de Aristóteles, Alexandre aprendeu a ser sensível em relação a outras pessoas e culturas de uma forma que nenhum outro líder antes ou depois dele o foi. Ele sempre liderava na frente de batalha, nunca exigindo de suas tropas nada que ele mesmo não estivesse disposto a fazer — o primeiro a investir na batalha, sempre no meio da luta, sempre pronto a resgatar um soldado companheiro, não importando o seu posto (2003, pág. 6)."

E, certamente, não poderia deixar de lembrá-lo sobre a figura de Paulo de Tarso e o seu relacionamento com seu filho na fé, Timóteo, um de seus discípulos mais queridos. Foi para ele a quem Paulo, o maior dos apóstolos do Cristianismo, dirigiu palavras como: "Ninguém despreze a tua mocidade; pelo contrário, torna-te padrão dos fiéis, na palavra, no procedimento, no amor, na fé, na pureza. Aplica-te à leitura, à exortação, ao ensino. Não te faças negligente para com o dom que há em ti, [...] para que o teu progresso a todos seja manifesto (I Timóteo 4. 12–15)."

Mas você poderá desejar me refutar e dizer: "Os dias atuais são totalmente diferentes dos da civilização grega ou romana", "Não vejo em minha organização profissionais que desejem tê-los como mentores", "O programa de mentoring de minha empresa é superficial e não é conduzido com responsabilidade. É uma atividade apenas para inglês ver", entre outros argumentos.

Acredito que suas críticas são justas e verdadeiras em muitas situações. Eu, pessoalmente, sou muito crítico de alguns desses programas, como já tive a oportunidade de lhe dizer. Muitas vezes, esses programas se tornam mecânicos, frios, burocráticos e não tocam na alma dos indivíduos. Consequentemente, eles perdem a sua eficácia, vigor, beleza e o seu objetivo mais importante, que é tornar os profissionais melhores do que são.

Por outro lado, reconheço que muitos daqueles que lhe são "impostos" como mentores não sabem educar os próprios filhos ou mesmo gerenciar a própria carreira. Eles nunca leram um livro sobre o planejamento da carreira, nunca cultivaram o hábito da leitura, sua comunicação é sofrível e sua competência duvidosa, entre tantas outras vulnerabilidades. Assim, como poderiam lhe tornar um profissional melhor? Há uma recomendação extraída da vida dos mares que diz: "Don't go to sea with a captain who has never left port" (Nunca vá para o mar com um capitão que nunca saiu do porto)."

Não seria esse tipo de mentor uma espécie de cego a guiar outro cego? Não seria ele aquele tipo de médico a quem Cristo disse: "Médico, cura-te a ti mesmo"? Ou aquele tipo de gestor a quem Cristo chamou de hipócrita e recomendou aos seus discípulos: "Observai, pois, e praticai tudo o que vos ensinam; mas não procedais em conformidade com as suas obras, porque dizem e não praticam; pois atam fardos pesados e difíceis de suportar, e os põem aos ombros de seus colaboradores; eles, porém, nem com o dedo querem movê-los."

Nas palavras de Sêneca, em *Cartas a Lucílio*, 89, 23: "Haec aliis dic, ut dum dicis, audias ipse (Dize todas estas coisas aos outros, mas de modo que, ao dizê-las, tu também possas ouvi-las)."

Querido filho, ainda bem que "os nossos dias são diferentes e as mudanças nunca ocorrem sem inconvenientes, até mesmo do pior para o melhor," como escreveu o teólogo anglicano, R. Hooker (1554–1600), *English Dictionary*, Johnson, Prefácio.

Acredito que se você dedicar tempo ao estudo da vida dos grandes homens, em todos os campos do conhecimento humano, fatalmente descobrirá que todos eles tiveram, ao longo de suas vidas, grandes mentores. Daí a observação de Salomão: "Com os muitos mentores há bom êxito" (Provérbios 15.22).

Permita-me mostrar-lhe outros exemplos extraídos da vida empresarial moderna, a fim de consolidar em sua mente a importância dos mentores, a despeito de todos os desvios, erros e equívocos, anteriormente citados.

O primeiro é o de James M. Kilts, ex-Chairman e CEO da Gillette Company:

"Eu acredito que todo líder de sucesso tenha um mentor, alguém com um relacionamento próximo e um impacto profundo no futuro da pessoa. Para mim, isso aconteceu relativamente cedo em minha carreira na General Foods. Eu tinha trinta e dois anos na época e respondia a Bob Sansone, que era então presidente da Divisão de Bebidas.

Bob era um cara brilhante e durão de Nova York. Ele unia a esperteza das ruas com uma excelente educação recebida na Universidade Columbia, onde se graduou na faculdade e no MBA.

Foi a combinação de bom senso, leitura e dedicação séria à aplicação de conceitos de gerenciamento que fizeram de Bob um líder excepcional. Ele tinha o pacote completo.

Muito de minha visão gerencial sobre planejamento estratégico, objetivos anuais, prioridades trimestrais, relatórios semanais e reuniões teve origem em Bob. Ele era a personificacão da organização, mas também muito mais que isso. Bob tinha uma autoconfiança que o envolvia e afetava a todos no grupo. Nunca houve uma dúvida na mente de Bob ou na de ninguém que ele seria bem-sucedido. A única questão seria quão rápido e quanto ele ultrapassaria os objetivos. [...] Mas o que fez ele ultrapassar os limites, na minha opinião, foram a fé e a confiança absoluta que ele depositava em sua equipe.

Assim que Bob passava a lhe conhecer e confiar em você, ele lhe dava o seu apoio completo, quaisquer que fossem as circunstâncias. Ele ficava perto de você quando a situação exigia, mas também lhe dava uma liberdade e amplitude incríveis para tomar suas decisões dentro dos objetivos e prioridades preestabelecidos. Trabalhar com Bob significava receber uma oportunidade única de crescer como indivíduo e gerente" (James M. Kilts, *Doing What Matters*, 2007, pág. 281–284).

O segundo exemplo fui colhê-lo na história corporativa da IBM — International Business Machines, na bem-sucedida carreira de Frank Cary, que iniciou suas atividades como um representante de marketing e se tornou seu presidente e chairman.

Leia o seu depoimento: "Trabalhei para dois excelentes profissionais. Um deles era um jovem de Los Angeles chamado Bud Kocher, um gerente-assistente de filial. O outro era Bill McWhirter, gerente da filial em São Francisco, que muito auxiliou no desenvolvimento de minha carreira. Ele administrava seu escritório proporcionando um bom exemplo de todas as boas qualidades de um representante de vendas.

[...] Esses dois homens para quem trabalhei no início de minha carreira foram muito importantes para o meu desenvolvimento e sucesso profissional. Eles me auxiliaram a posicionar-me na empresa e me indicaram como ser um bom profissional..."

O terceiro foi colhido da vida de um dos mais ilustres empresários da América do Norte, Max De Pree. Em depoimento sobre o valor inexorável do mentor, ele escreveu:

"Durante uma longa vida de trabalho, tive muitos professores aos quais devo muito. Carl Frost, David Hubbard e Peter Drucker são três dos principais mentores em minha vida. Carl Frost foi um professor na Michigan State University e consultor da Herman Miller, Inc. por mais de quarenta e cinco anos. Durante grande parte desse tempo, também foi meu mentor. Sua área era Psicologia Industrial e ele foi um dos primeiros e principais proponentes do gerenciamento participativo.

Por trinta anos, David Hubbard foi o Presidente do Fuller Theological Seminary em Pasadena, Califórnia. Servi como membro do Conselho do Seminário pela maior parte do mandato de David. Uma das maiores contribuições para minha vida e vida de minha família foi sua ajuda para aprender como integrar o trabalho com a fé.

Peter Drucker foi consultor da equipe gerencial da Herman Miller por muitos anos. Durante esse período, nos tornamos amigos e ele se tornou meu mentor.

Cada um desses três professores enfatizava fortemente em palavras e ações o tema vital de aprender como estabelecer e alimentar um bom relacionamento como sendo uma das principais habilidades de um líder eficaz. O mentoring que recebi — eu quase diria mesmo o ministério — em minha vida tem sido absolutamente crucial para meu desenvolvimento como líder e para a qualidade de minha vida familiar" (Walter C. Wright, *Mentoring — The Promise of Relational Leadership*, Foreword, 2004, págs. IX e X).

Querido filho, eu também fui particularmente agraciado com inúmeros mentores ao longo de toda a minha vida e carreira, do berço aos dias atuais: meu pai, Francisco Brito de Macedo; minha professora do curso elementar, Maria Olympia Neves de Oliveira; meus professores do segundo grau, Augusto Carlos Garcia de Viveiros, professor de Português; doutor Charles Findley Mathhews, professor de Teologia; Adelaide Findley Matthews, professora de Música e Ética; Lamona Martin, professora de Inglês e de A Arte de Estudar; Frona Mattox, professora de Arqueologia e Psicologia; doutores Múrcio Ribeiro Dantas, professor de História Geral do Direito; Edgar Barbosa, professor de Direito Constitucional; Paulo Viveiros, professor de Direito Romano; Robert Vannoy, professor de Hebraico; Alan Mac Cray, professor de Higher Criticism; Hardin, professor de Homilética, entre tantos outros.

Meu filho, posso lhe garantir que esses mentores fizeram e ainda hoje fazem uma tremenda diferença em minha vida. Além disso, aprendi que, quando não podemos encontrá-los nos diferentes ambientes que frequentamos — faculdade, associação de ex-alunos, empresa, clube, câmara de comércio, igreja, etc. —, devemos ir buscá-los nos melhores livros, de preferência os clássicos, das melhores biografias e autobiografias, a fim de ganhar inspiração e sabedoria na vida dos mais renomados sábios e também dos maiores líderes que a história já conheceu. Dessa e de tantas outras circunstâncias nasceu a minha paixão ardente pelos livros, especialmente a leitura de biografias.

Acredito que nenhum processo da história tenha feito mais para facilitar a troca de informações, habilidades, sabedoria e contatos que o *mentoring*. Jovens, tanto homens quanto mulheres, aprenderam suas profissões estudando como aprendizes sob seus respectivos artesãos. Jovens artistas desenvolveram seus estilos individuais apenas depois de anos trabalhando junto de seus mestres mais velhos. Novos sacerdotes treinaram por uma década ou mais com sacerdotes experientes para se tornarem também religiosos sábios. Quando finalmente estes homens e mulheres passaram a caminhar sozinhos, já tinham o conhecimento e as conexões para terem sucesso em suas áreas de atuação.

Estudando as vidas daqueles que sabem mais do que nós, expandimos nossos horizontes. Quando criança, percebi que muitas das oportunidades que outros garotos tinham, sua exposição a coisas e pessoas novas, não estavam disponíveis para mim. Consequentemente, tive que me apoiar nas pessoas que estavam a meu alcance: meus professores, minha mãe Santina Borja de Macedo e meu pai, Francisco Brito de Macedo.

Minha mãe e meu pai me instruíram a observar como as pessoas mais bem-sucedidas que conhecíamos falavam e viviam. Meus pais me disseram que eu poderia aprender a viver minha vida observando como os outros viviam as deles. Meu pai, é claro, fez tudo o que pôde para me criar e me ensinar o que sabia. Mas ele queria que eu soubesse ainda mais; como a maioria dos pais, ele queria que eu me tornasse mais do que ele tinha sido. Ele me deu a confiança que eu precisava para sair pela vida, sem orgulho ou insegurança, e ensinou-me, como disse anteriormente, a procurar e a me acompanhar sempre de pessoas que fossem superior a mim em alguma coisa.

Daí porque, quando eu nasci, ele me deu o nome de Gutemberg, que começa com um "G", que, segundo a maçonaria, significa Geometria, Geração, Gnosis e Gênio. Oh, meu pai, como o senhor foi pretensioso. De qualquer maneira, muito obrigado por me ensinar a valorizar os livros e os mentores.

Prezado filho, escolher o seu mentor é uma das tarefas mais difíceis de sua vida e carreira por vários motivos:

Primeiro, porque eles são limitados em número nas organizações e são de uma exigência incomum. Eles nunca aceitam a mediocridade e esperam sempre que você deixe florescer o que há de melhor em você — seu caráter, seus valores, seus conhecimentos, suas competências, seu senso de responsabilidade, seus talentos, sua coragem para correr riscos, entre inúmeros outros atributos.

Segundo, porque, na maioria das vezes, não é você quem o escolhe. É ele quem o escolhe. E ele opta por torná-lo seu mentor por motivos especiais: seu caráter, méritos pessoais, potencial, curiosidade e desejo de adquirir novos conhecimentos, valores que esboça, autopercepção, propósito, nível de energia, nível de responsabilidade com a gestão da própria carreira, integridade intelectual e na condução dos negócios e, sobretudo, a grandeza de seu futuro — que legado deseja deixar ao final de sua vida.

Você expressou em sua carta o desejo de saber como escolher um mentor. Permita-me fazer-lhe algumas recomendações que julgo da maior importância em sua escolha:

- ✔ Escolha, como mentor, um indivíduo que seja considerado em seu universo como pessoa preparada, culta, sábia e de caráter ilibado. Lembre-se das palavras de advertência de Césare Cantú (1804–1895), escritor italiano, *Attenzione!*, 2, "L'ignorante non è solo zavorra, ma pericolo della nave sociale" (O ignorante não é apenas um lastro, mas um perigo da embarcação social). E, ainda, "Vedi di non chiamere intelligenti solo quelli che la pensano come te," como aconselhou U. Ojetti (1871–1946), escritor italiano, *Sessanta*, X. ("Cuidado para não chamar de inteligentes apenas aqueles que pensam como você").

✔ Escolha, como mentor, um profissional que mantém uma atitude crítica sobre tudo, inclusive sobre si mesmo. Não posso conceber uma relação entre mentor e mentorado em que o primeiro apenas tolerasse a crítica, sem incentivá-la ativamente. Portanto, cuidado com os especialistas, porque eles deixam de enxergar o todo dos negócios e do mundo. A especialização pode ser uma grande tentação, mas, para o jovem que quer empreender uma carreira de sucesso, é um pecado mortal. Não tenha medo da crítica. Pois, se temê-la, jamais aprenderá e, consequentemente, não crescerá. "A crítica é como champanhe, nada mais execrável quando é ruim, nada mais excelente quando é boa", disse C. Colton, prelado e escritor inglês (1780–1832), *Lacon*, II, 122.

✔ Escolha, como mentor, um profissional exigente e que demande de você a excelência em tudo o que você diz ou faz. Quanto mais exigente ele for, melhor para a sua carreira e para o seu futuro. Portanto, tenha muito cuidado com profissionais medrosos, despreparados, inseguros, sem cor ou cheiro, complacentes e mentalmente preguiçosos. Eles têm um poder destruidor tremendo. Eles são verdadeiras bombas atômicas organizacionais. São eles também os corresponsáveis pelos milhares de profissionais que descarrilaram ou naufragaram em sua carreira.

✔ Escolha, como mentor, uma pessoa que, todas as vezes em que sair de sua presença, parece abrir-se um vazio diante de você. O seu exemplo o atrai como um imã, o seu conhecimento o enriquece, a sua experiência o encanta e a sua presença o dignifica. Gosto muitos da expressão do filósofo Aristóteles: "Quem se dispõe a tornar-se um bom chefe, deve primeiro ter servido a um chefe" *Política*, VII, 13, 4.

✔ Escolha, como mentor, uma pessoa em quem possa confiar. O fato de você ter um superior imediato preparado e bem posicionado na hierarquia corporativa ou fora dela, não significa que ele é o melhor mentor para você. Lembre-se das palavras de Leonardo Da Vinci (1452–1519), artista e cientista italiano, *Proemi*, 11, "Quem ensina alegando autoridade não usa a inteligência, mas a memória". Ou ainda da observação de M. de Montaigne (1533–1592), escritor francês, *Os ensaios*, III, 13, "Mesmo no trono mais alto do mundo, o único lugar onde se senta é sobre o próprio traseiro".

Agora que você tem alguns parâmetros à sua disposição para a escolha de seu mentor, permita-me fazer algumas considerações que julgo importantes em seu longo caminho de aprendizado:

- ✔ Mantenha a sua mente sempre aberta para ouvir sugestões, críticas e feedbacks de seu mentor. Quanto mais aberta a mantiver, melhor para você e para sua carreira. Ninguém é capaz de aprender quando pensa que sabe tudo sobre todas as coisas. Gosto muito da recomendação paulina, "Transformai-vos pela renovação do vosso entendimento" (S. Paulo, *Carta aos Romanos* 12.2) e ainda as sábias palavras de Leon Tolstoi (1828–1910), *A Calendar of Wisdom*, "Aperfeiçoar a si mesmo é trabalho interior e exterior: ninguém pode aprimorar-se sem comunicar-se com outras pessoas, sem influenciá-las e ser influenciado por estas".

Sim, deveríamos estar sempre prontos para alterar nossas visões das coisas a qualquer momento, a descartar preconceitos e a viver com a mente aberta e receptiva. Como observou Henry George: "O marinheiro que enfuna sempre as mesmas velas, sem fazer mudanças quando o vento muda, jamais chegará ao porto ao qual se destinou como começou a sua viagem."

- ✔ Se possível, tenha vários mentores. Essa diversidade enriquecerá tremendamente a sua vida de múltiplos conhecimentos, experiências, visões sobre os negócios e o mundo. Sei por experiência própria. Conversar com diferentes mentores me dá grande força interior. Encoraja-me a ampliar cada vez mais minha visão sobre mundo. Faz-me curioso sobre diferentes saberes. Torna-me mais crítico. Protege-me contra as ciladas dos enganadores. Sinto que cresço moral e espiritualmente. Afinal, o que poderia ser mais precioso do que discutir, conversar e refletir sobre as orientações de pessoas sábias? Salomão, tantas vezes citado em minhas cartas, dizia: "Com a sabedoria se edifica a casa, e com a inteligência ela se firma; E pelo conhecimento se encherão as câmaras de todas as substâncias preciosas e deleitáveis" (Provérbios 24.3-4).

- ✔ Defina com objetividade e clareza o que espera aprender com o seu mentor. Caso contrário, lucrará muito pouco. Ninguém empreende a construção de um edifício sem antes planejá-lo de maneira minuciosa. Cada detalhe é importante. Não é diferente quando você decide que é chegada a hora para formar um grupo de mentores com os quais haverá de discutir sobre os mais variados assuntos — planejamento de sua carreira, necessidades de treinamento e desenvolvimento, poder e política nas organizações, carreira internacional ou local, finanças pessoais, marketing pessoal e construção de uma marca pessoal, comunicação oral e escrita, relacionamento interpessoal com subordinados, pares, superiores, clientes, credores, fornecedores, imprensa e a comunidade na qual está inserida, entre inúmeros outros.

- ✔ Avalie em profundidade a vida, carreira e conduta da pessoa que deseja adotar como mentor. Por outro lado, nunca se deixe impressionar pela primeira conversa que tiver com ele sobre o assunto e, muito menos, com a sua cortesia. Portanto, sugiro que converse com ele várias vezes antes de adotá-lo como mentor.

Baltasar Gracián (1601–1658), padre e filósofo jesuíta, um de meus mentores, adverte: "Não se impressione com muita cortesia. Ela é uma forma de logro. Quem a usa não presta homenagem à pessoa, mas à posição e à lisonja; não às qualidades que reconhece, mas às vantagens que espera obter" (*Oráculo Manual,* 191, pág. 127).

Aqui estão algumas perguntas que poderão ajudá-lo em sua avaliação:

- ✔ Por que você quer adotar essa pessoa como mentor e que evidências ela demonstra de que poderá contribuir para seu crescimento pessoal, profissional e familiar?
- ✔ Qual é a imagem e nível de reputação desse profissional em seu campo de atividade?
- ✔ Qual é a sua filosofia de vida e que princípios éticos norteiam a sua vida pessoal e profissional?
- ✔ Qual é a sua filosofia de gestão?

- ✔ Quem foram os seus mentores e que pessoas o adotaram como mentor antes de você?
- ✔ O que esses mentores têm a dizer sobre seu trabalho, conduta, ética, filosofia de vida, comprometimento com o seu desenvolvimento, disponibilidade, agenda, empatia, nível de confidencialidade e confiança?
- ✔ Que evidencia essa pessoa dá de que ela continua estudando, pesquisando, expandindo sua mente e se transformando a cada dia?
- ✔ Como ela desenvolve e lidera seus subordinados?
- ✔ Quais desses subordinados se tornaram melhores do que ele? Busque as evidências.
- ✔ Qual é o seu nível de comunicação? Ela fala mais ou ouve mais?
- ✔ Quais foram os problemas mais complexos que ele solucionou ao longo de sua carreira e como os resolveu?

Prezado filho, a carreira executiva é muita curta para você desejar empreendê-la com as suas próprias armas apenas. Eu diria, é impossível e você nunca chegará lá sozinho. É necessário que você se cerque dos melhores talentos para fazê-la com sabedoria e sucesso. Portanto, aprenda a se beneficiar de todas aquelas pessoas que encontrar ao longo de sua jornada profissional.

Há uma expressão extraída do Livro dos Pensamentos Divinos que gosto muito: "Todo mundo tem a sua carga. Ninguém pode viver sem o apoio dos outros; portanto, temos de apoiar uns aos outros com consolo, conselhos e advertências mútuas."

Desejo-lhe muito sucesso e espero que você nunca esqueça dessas recomendações. Elas poderão orientá-lo ao longo de sua longa caminhada e torná-lo um profissional diferenciado.

Carta V

APRESENTAÇÃO E IMAGEM PESSOAL

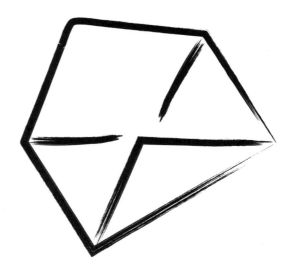

Querido filho,

Em nosso último jantar de família, você me questionou sobre um assunto que julgo de grande valor para seu progresso profissional — aparência e imagem pessoal.

Em resposta à sua inquisição, permita-me, em primeiro lugar, trazer à sua memória algumas palavras extraídas da sabedoria secular: "A primeira impressão é a que fica"; "Você nunca terá a segunda chance para causar uma primeira boa impressão"; "Todos julgam segundo a aparência, ninguém segundo a essência" e, ainda, entre tantas outras, "O único método infalível para conhecer o próximo é julgá-lo pelas aparências".

Não é minha intenção nesta carta discutir se as frases acima citadas em diferentes ambientes e circunstâncias são verdadeiras ou não. Esta é uma questão que deixo para você refletir e discutir com seus irmãos e colegas de trabalho.

Entretanto, reconheço que a sua apresentação pessoal — aparência e imagem —, a maneira como você se veste, como cumprimenta as pessoas e como se conduz nos diferentes ambientes públicos e privados dizem muito a respeito de seu caráter e de seu grau de civilidade.

William Shakespeare, em *Hamlet*, afirmou: "A roupa costuma revelar o homem." Esta afirmativa era verdade em seus dias na Europa e continua sendo nos dias atuais, no Brasil ou em qualquer outra parte do mundo. Portanto, invista em sua aparência e apresentação pessoal.

É bem provável que você diga que a maneira como as pessoas se vestem é uma preocupação menor, ridícula, superficial e que o mais importante mesmo é a sua essência interior — o seu caráter. Só há um problema com que esse raciocínio, ninguém lhe vê por dentro.

Sim, a sua observação é apropriada e verdadeira. O caráter de uma pessoa é a base verdadeira de uma personalidade atraente, contagiante e influenciadora.

Sim, é também uma verdade insofismável que podemos nos vestir com roupas da moda, feitas pelos melhores alfaiates e os mais consagrados estilistas e nos conduzirmos de maneira "cortesã", no que se refere às aparências externas. Porém, se os nossos interlocutores perceberem a nossa cobiça, inveja, ódio, avareza, egoísmo, entre outros sentimentos menores, jamais seremos capazes de atrair outras pessoas, de construirmos amizades e relacionamentos duradouros.

Napoleon Hill, psicólogo norte-americano, captou com grande lucidez essa verdade quando afirmou: "Que podemos mostrar sorrisos artificiais para ocultar os nossos sentimentos e praticar a arte de apertar a mão de um modo tal que imite perfeitamente o gesto de uma pessoa que possua realmente essa arte, mas se essas manifestações de uma personalidade atraente não tiverem o fator vital que se chama sinceridade de propósito, repelirão, em vez de atrair."

Salomão já tinha se posicionado sobre essa mesma verdade inequívoca: "Em vindo a soberba, sobrevém a desonra"; "A soberba precede a ruína, e a altivez do espírito, a queda"; "O homem não se estabelece pela mentira"; "A inveja é a podridão dos ossos"; "O olhar de amigo alegra ao coração".

Independentemente de nossas divergências sobre essa questão, se é que elas verdadeiramente existem, a primeira impressão ainda é de vital importância para o seu crescimento profissional. Aqui quero lembrá-lo das palavras de Ítalo Calvino (1923–1985), escritor italiano: "Apenas depois de conhecer a superfície das coisas... é que se pode tentar buscar o que há por baixo delas. Mas a superfície das coisas é inexaurível."

Três fatores contribuem para uma apresentação que o distinguirá e o colocará em total vantagem sobre tantos outros jovens de sua geração:

- ✔ **Roupas e acessórios.** Vista-se, diariamente, de maneira a causar uma primeira boa impressão. Não exagere no uso de joias ou bijuterias.
- ✔ **Linguagem corporal.** Aperto de mão, olhar meigo, porém direto, gesticulação moderada, comunicação assertiva, porém com voz suave, escolha das palavras certas durante a conversação, mostre interesse no que ouve, saiba dizer "não sei", entre outras questões, revelam o seu respeito e consideração ao outro.
- ✔ **Grau de civilidade.** Seja educado em todos os ambientes e circunstâncias de sua vida.

Todos esses fatores tornar-se-ão de importância vital quando você sair em busca de sua primeira namorada, quando for ao mercado de trabalho à procura de seu primeiro emprego, quando for avaliado para nova promoção em sua empresa, quando for transferido para outro país a trabalho, etc.

Em outras palavras, a sua apresentação pessoal determinará em grande medida o nível de aceitação ou rejeição em novo ambiente e o grau de sucesso ou insucesso que conquistará ao longo de sua vida e carreira. Não se deixe enganar e se influenciar pelos discursos dos tolos. Eles querem arrastá-lo para o lugar-comum. O lugar dos medíocres e perdedores.

Lembro-me de minha infância e juventude em berço simples, porém exigente nesse e em outros aspectos de minha educação e formação. O dinheiro curto e uma família constituída de nove irmãos não me impediram de procurar me apresentar em todas as ocasiões de maneira caprichosa. Roupas superlimpas e bem passadas que eu mesmo tinha de cuidar todos os dias — lavá-las e passá-las com um ferro cheio de brasas ardentes.

Há passagens pitorescas de minha infância que jamais esqueci. Quando tinha apenas sete anos de idade, participei de um desfile de comemoração do Dia da Independência, 7 de setembro, como aluno do Grupo Escolar Tenente Coronel José Correia, na cidade do Açu, interior do Rio Grande do Norte. Naquela ocasião, para me mostrar mais elegante e forte, papai encheu os bolsos traseiros de minha primeira calça comprida, de cor branca, com jornal picado, como se estivesse "empalhando" o meu bumbum. Senti-me superelegante. Guardo até hoje foto tirada do desfile.

Na mesma época, todas as tardes eu assistia o desfile pelas ruas da cidade dos membros de uma família de fazendeiros ricos — todos extremamente bem vestidos, bem penteados, elegantes e perfumados que se dirigiam para a missa na Igreja de São João Batista, padroeiro da cidade, a ser celebrada pelo padre Júlio Bezerra.

Essas observações infantis me inspiraram a perseguir, mesmo na pobreza, meios maiores e melhores de me tornar cada vez mais elegante — me apresentar com personalidade e estilo. Quem me conhece sabe do valor que dou a estas questões. Essa atitude se tornou ainda mais forte quando aprendi na Escola Dominical de minha igreja que "O corpo é o templo do Espírito Santo de Deus".

Muitos anos depois, já formado, casado, pai de três maravilhosos filhos, com experiência empresarial e consultiva, exposição e vivência internacional, entrei em contato com o extraordinário trabalho do rabino Menachem Mendel Schneerson, conhecido mundialmente como O Rebe, *Toward a Meaningful Life*, no qual ele dizia: "Ninguém tem o direito de causar dano ao corpo, pois ele não é propriedade sua, mas de Deus", e, ainda, "Um corpo íntegro e sadio depende de uma alma íntegra e sadia. [...] A forma física não é arbitrária ou opcional; é parte de sua responsabilidade com Deus. [...] O corpo é o veículo da alma. Esse é o seu valor; não é um fim em si mesmo".

Infelizmente, tenho observado que uma significativa parcela de nossos jovens não causa uma primeira boa impressão quanto a essas e outras questões. Poucos valorizam aspectos tão importantes para o sucesso pessoal e profissional. Faltam-lhes orientação e competência para se apresentarem de maneira que encham os olhos daqueles de quem desejam influenciar e também de quem dependerão ao longo da carreira.

A carreira profissional exige um determinado padrão na arte de se vestir, se apresentar, se conduzir e se comunicar. Qualquer displicência de sua parte poderá custar-lhe um futuro promissor. Daí as observações: "In private watch your thought; in family watch your temper; in society watch your tongue" ["O melhor é uma vitória rápida e um retorno mais rápido ainda. Se você for rápido, pode economizar nos gastos e permitir que as pessoas descansem", em tradução livre], *Manners, Culture and Dress* (1890), e "Qualquer pessoa é capaz de ficar alegre e de bom humor quando está bem-vestida", Charles Dickens (1812–1870), escritor inglês, Martin Chuzzlewitt, V.

G. K. Kingsley, empresário norte-americano bem-sucedido, escreveu: "Três características físicas me impressionam particularmente quando sou apresentado a alguém. Em primeiro lugar (e antes de mais nada), um aperto de mão firme (mas não tão firme que provoque desconforto); em segundo, olhar nos meus olhos quando fala comigo; em terceiro, uma boa postura e imagem pessoal."

As roupas não fazem um homem ou uma mulher, mas às vezes parecem falar por todos eles. O seu comportamento e postura dizem muito sobre sua personalidade, sua educação e o seu grau de civilidade.

Meu querido filho, aqui estão algumas recomendações que, se observadas com bom senso, poderão fazê-lo se destacar — "stand out", brilhar — dentre os sessenta milhões de jovem brasileiros que competem por uma posição no mercado de trabalho:

- ✔ Vista-se para o sucesso. Invista em sua aparência e saiba que nem toda roupa e nem toda a moda são para o ambiente de trabalho. Portanto, recomendo que observe o estilo e o padrão de vestuário dos principais líderes de sua organização; use roupas que sejam compatíveis com a sua idade, personalidade, peso, posição que ocupa e ambiente corporativo ou social.

Bom gosto e elegância não têm nenhuma relação direta com o tamanho de sua conta bancária e, menos ainda, sua classe social. Vestir-se bem e com elegância é uma questão de estilo pessoal e bom gosto. Portanto, não se inspire exclusivamente na moda ou em seu padrão financeiro.

Às jovens mulheres sugiro que evitem no trabalho usar roupas muito justas e que marcam o corpo, transparentes, muito curtas ou excessivamente longas, cores extravagantes e brilhantes, decotes acentuados, acessórios em exagero, perfume e maquiagem excessiva, cabelos molhados ou sujos. Qualquer tipo de exagero ou mesmo displicência poderá custar-lhes altíssimo preço — o futuro de sua carreira.

Aos jovens rapazes recomendo que usem camisas bem cortadas e gravatas sem manchas. Há pesquisas que revelam que 80% dos homens usam gravatas sujas, fazem nós malfeitos e, especialmente, na altura errada. O que deveria ser um acessório de distinção nesses instantes se converte em desalinho de sua imagem.

Cabelo comprido, barba malfeita, roupas amarrotadas, sapatos sem graxa ou polimento e até vestígios de uma noitada são alguns dos hábitos ou descuidos conhecidos para afastarem as pessoas.

Seus sapatos devem estar sempre limpos e brilhando. O seu terno também sempre bem recortado e impecável. Fuja das cores não convencionais tanto para os ternos como para os sapatos. Prefira as camisas de cores mais claras e clássicas. Se vestindo assim, você não será constrangido e, muito menos, constrangerá os outros.

A maioria dos profissionais brasileiros, de modo geral, se veste de maneira relapsa. É só observá-los em seu ambiente de trabalho, nas ruas e avenidas de nossas cidades. Portanto, apresente-se como um príncipe e não como um andarilho.

- ✔ Comunique-se e comporte-se como um diplomata em terras estrangeiras.

Fale com eloquência, assertividade, autoconfiança, conhecimento e sabedoria. Conduza-se com decência e nunca minta. "Uma mentira sempre deixa uma gota de veneno atrás de si, e mesmo o sucesso mais retumbante, se conquistado à custa de desonestidade, ergue-se sobre uma base insegura, pois desperta, na parte derrotada, um sentimento de exasperação, um desejo de vingança e um ódio que constituirão sempre uma ameaça para seu adversário" (François de Callières, diplomata e secretário de Luís XIV).

Além disso, domine o seu idioma de maneira cabal. Fale e escreva corretamente. Não há nada mais vergonhoso para um jovem, no meu entender, do que falar e escrever o seu idioma de maneira incorreta ou por meio de jargões e gírias incompreensíveis.

Essa é a linguagem dos guetos e da contracultura que tantos prejuízos acarretam ao desenvolvimento da linguagem da civilização humana. Nada é mais sublime do que um linguajar correto, sadio e irrepreensível — no lar, na escola, na igreja, no clube, na empresa e na sociedade como um todo.

Adam Smith, em *Lectures on Rhetoric and Belles Letters* (1983), afirma: "Há virtudes que provocam ou atraem nosso respeito e admiração e outras que são objeto do nosso amor e estima." (Parece que, como em relação aos objetos externos, a mente se satisfaz com dois tipos, a grandeza e a beleza, assim também, no que tange aos objetos internos, ela descobre duas espécies que lhe dão prazer, a fineza e a amabilidade.) E, em outro trecho, declarou: "A linguagem que denota admiração e encantamento é a que empregamos naturalmente ao nos referirmos às virtudes respeitáveis."

- ✔ Comporte-se, com educação e civilidade, sempre. Isso significa dizer, observe as regras de civilidade, entre as quais destacamos algumas delas: "seja prudente"; "pense antes de falar"; "escute mais do que fala"; "mantenha sua boca fechada, a menos que solicitado a abri-la"; "obedeça e respeite os seus pais"; "não retribua o mal com o mal"; "ame os seus inimigos"; "não julgue para que não seja julgado"; "tudo o que você deseja que os homens lhe façam, faça você primeiro a eles"; "ande com sabedoria para com os que estão de fora, remindo o tempo"; "sua palavra seja sempre agradável, temperada com sal, para que saiba como lhe convém responder a cada um"; "aceite a crítica construtiva"; "respeite a individualidade das pessoas e reverencie os mais velhos"; "obedeça as leis do seu país". Se elas forem ruins e moribundas, vamos exigir a sua modificação. Esse comportamento faz parte não apenas do grau de civilidade de um povo, mas das obrigações e responsabilidades dos cidadãos.

Amanhã, meu filho, quando você ingressar em uma organização — o seu primeiro emprego —, observe as suas regras invisíveis, principalmente aquelas relacionadas ao exercício do poder. É sabido que os jovens, quando ingressam nas organizações, não chegam preparados sobre esse assunto de vital importância para sua carreira e sucesso.

Baldassare Castliglione (1478–1529), em *O Cortesão,* diz: "Seja cauteloso em cada um de seus atos e o que diz e faz, seja sempre acompanhado de prudência; e não se preocupe apenas em ter partes e condições excelentes, mas em ordenar seu tipo de vida de tal modo que o todo corresponda a essas partes, e trate sempre e em todas as coisas de ser tal que não discorde de si mesmo, fazendo um corpo só de todas essas boas condições; de sorte que cada ato resulte e seja composto de todas as virtudes, conforme dizem os estoicos ser ofício de que é sábio."

E, por último, comemore todas as suas conquistas publicamente, porém sempre chore sozinho. É uma excelente prática não revelar fraqueza perante seus colegas de trabalho. Eles não estão interessados em saber sobre suas vulnerabilidades. Portanto, lembre-se da seguinte observação: "Ninguém lamenta por você mais do que uma hora, mas depois ninguém nunca mais esquecerá o seu momento de dor, tristeza e fragilidade."

Estimado filho, espero que os ensinamentos contidos nesta carta contribuam para o seu crescimento pessoal e profissional. Se ela atingir esses objetivos, como acredito que atingirão, poderei me considerar o mais influente e inspirador de todos os coaches do mundo — eu fui capaz de inspirar, ensinar, educar e moldar você, meu filho, como um escultor que esculpi em pedra bruta.

Carta VI

RIVAIS:
COMO TRATÁ-LOS

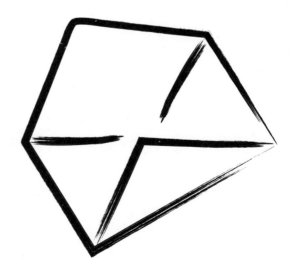

Querido filho,

Recebi seu novo WhatsApp no qual me solicita orientação sobre como identificar e tratar "rivais" em sua organização. Por considerar esse assunto da mais extrema relevância para o progresso de sua carreira e para a de tantos outros jovens como você, dispus-me a respondê-lo imediatamente, apesar dos inúmeros compromissos assumidos nos últimos dias.

Acredito que a sua indagação povoa a mente de muitos profissionais como você. Afinal, vivemos e trabalhamos em sociedade dominada pelo individualismo crônico, a ética relativista e a competição exacerbada que incentiva o sucesso a qualquer preço.

Eu, pessoalmente, gostaria de ter tido alguém que me orientasse sobre a questão a que se refere em seu e-mail. Infelizmente, eu não o tive. Acredito que poderia ter evitado muitos erros ao longo de minha vida e carreira.

Confesso que aprendi muito do que sei hoje por mim mesmo — batendo e apanhando também. Mas confesso que mesmo assim aprendi muito. Pois bem, a resposta que darei à sua pergunta é fruto da experiência acumulada, das observações diárias, das conversas empreendidas com diferentes executivos, muitos deles nocauteados pelos seus rivais e também dos estudos diários sobre política e poder nas organizações.

Aqui estão algumas reflexões que fiz ao longo de minha vida as quais poderão ajudá-lo ao longo de sua carreira:

- ✔ A empresa não é um convento de padres franciscanos ou de freiras "Filhas do Amor Divino". Acredito que ela está mais para uma cidade na qual você se deparará com todo tipo de habitante — o bêbado, o maníaco sexual, o invejoso, o desonesto, o estelionatário, o mentiroso, o masoquista, o preguiçoso, o trabalhador sério, o narcisista, o avarento impiedoso, o subserviente, o fofoqueiro, o honesto, o delegado, o juiz de direito, o padre, a freira, o profeta, a menina de programa, entre tantos outros indivíduos. A empresa é uma fotografia da sociedade onde ela está inserida.

- ✔ Encare a vida em sua empresa como ela é e não como você gostaria que ela fosse. Você terá rivais desde o seu primeiro dia no trabalho até o fim de sua carreira. Não se iluda. Muitos ficarão lhe examinando dos pés à sua cabeça. Isso ocorre porque o organismo comumente rejeita os corpos estranhos. E você é um deles até que o corpo o aceite e incorpore.

- ✔ Os seus rivais crescerão em número cada vez maior à medida que você avançar na hierarquia corporativa e conquistar novas posições.

- ✔ Por uma razão muito simples: a estrada se estreita cada vez mais e apenas um chegará a empreendê-la em toda a sua extensão.

- ✔ Seus rivais, raramente, terão coragem e ousadia para confrontá-lo diretamente. Eles agem como guerrilheiros — usam todo tipo de disfarce, artimanhas e ardis — e, além disso, farão de tudo para feri-lo de morte sem que deixem quaisquer pistas sobre os verdadeiros assassinos. Ou, nas palavras de D'Alessandro: "Eles tentarão feri-lo sem deixar impressões digitais."

- ✔ Não importa o que você faça ou deixe de fazer, você terá rivais na corte empresarial. Muitos deles nem mesmo lhe conhecem. Isso é o que chamamos de "inimizades gratuitas". É bom frisar, como advertiu Baltasar Gracián, que muitas pessoas são como vasilhas de barro novas que ficam impregnadas com o primeiro odor que as toca, quer seja bom, quer ruim. Quando tal pobreza chega a ser conhecida, torna-se perniciosa, pois dá pé a maquinações maliciosas; os mal-intencionados fazem tudo para prejudicá-lo.

- ✔ Se você for considerado um profissional "high potential" em sua organização e tiver caído na simpatia dos "higher ups", seus inimigos plantarão todo tipo de informações falsas e caluniosas a seu respeito. Eles farão de tudo para manchar a sua reputação, colocar em cheque os seus méritos pessoais e desqualificá-lo.

- ✔ Aprenda a identificar os seus inimigos em potencial. Uma vez que os tenha identificado, não tenha medo e, muito menos, piedade ou remorso — demita-os sumariamente da empresa e da vida. Sua atitude fará com que aqueles inimigos que agem na clandestinidade passem a respeitá-lo, pois sabem que você agirá da mesma maneira se eles surgirem em seu caminho.

Há dois princípios que admiro. O primeiro é extraído da sabedoria militar chinesa que diz: "What is best is a quick victory and a speedy return. If you are quick, then you can economize on expenditures and allow the people rest" ["O melhor é uma vitória rápida e um retorno mais rápido ainda. Se você for rápido, pode economizar nos gastos e permitir que as pessoas descansem", em tradução livre] (Thomas Cleary, *Classics of Strategy and Counsel*, Vol. I, 2000, pág. 66); e o segundo do judaísmo: "Lança fora o escarnecedor, e com ele se irá a contenda; cessarão as demandas e a ignomínia" (Provérbios 22.10).

- ✔ Blinde sua carreira a fim de torná-la à prova de balas e de fogo. Seus inimigos usarão todo tipo de arma a fim de afastá-lo da corrida. Portanto, proteja-se sobretudo.

Acredito que existem várias maneiras de você blindar sua carreira. Eis algumas delas para sua reflexão: nunca fira ou ignore as políticas de sua organização; lembre-se de que você está sendo observado e avaliado a todo o momento por todos em sua organização; nunca subestime o cavalo azarão, pois ele poderá atropelá-lo e ultrapassá-lo; conduza-se de maneira irrepreensível a fim de não dar nenhuma oportunidade a seu inimigo para acusá-lo de má conduta; na organização, parafraseando Voltaire, filósofo e escritor francês, *L'Indiscret*: "A arte mais necessária não é falar bem, mas saber calar."

Portanto, evite os comentários e falatórios inúteis; evite desgastar a sua imagem e marca pessoal expondo-se desnecessariamente — recuse ser uma mosca de padaria ou arroz de festa; faça o seu trabalho sem murmuração ou queixa; use sabiamente todos os recursos disponíveis; não se vanglorie na presença de seus superiores. Lembre-se da sabedoria judaica que diz: "Como nuvem e ventos que não trazem chuva, assim é o homem que se gaba de coisas que não fez" (Provérbios 25.14).

- ✔ Avalie o poder de fogo de seus rivais. Siga a regra militar chinesa de combate que ensina: "Determine whether the enemy can be successfully attacked, determine whether you can do battle, and only afterward raise troops — then you can overcome the enemy and return home" ["Avalie se o seu inimigo pode ser atacado com sucesso, avalie se você pode guerrear, e apenas depois disso, prepare a tropa — assim você pode vencer o inimigo e retornar para casa", em tradução livre] (Thomas Cleary, obra citada, pág. 61).

✔ E uma última lição. Ao demiti-los, seja "generoso". Não cultive qualquer ódio contra eles. Faça o que muitas organizações fazem quando elas demitem seus altos executivos: "Comunicamos que o executivo 'X' solicitou sua demissão para perseguir novos objetivos de vida e carreira." A partir desse instante, esqueça-o totalmente — deixe os canalhas para trás.

Acredito que você já deve ter lido esse tipo de comunicação em algum jornal ou revista de negócio. Eu guardo dezenas delas em meus arquivos pessoais.

Varie no seu modo de agir. Não seja previsível. Ensina-nos Baltasar Gracián: "Para confundir a atenção dos outros, principalmente a dos rivais, não devemos agir sempre do mesmo modo. Não devemos agir sempre de acordo com a primeira intenção, pois notarão a uniformidade, prevenindo e até frustrando as nossas ações. É fácil acertar um tiro em um pássaro que voa reto, porém, difícil naquele que retorce. Também não devemos agir sempre de segunda intenção, pois em duas vezes os rivais terão aprendido o ardil. A malícia fica à espreita e é preciso muita esperteza para enganá-la. O hábil jogador não joga a carta que o rival espera e muito menos aquela que deseja."

Meu querido filho, por último gostaria de lhe sugerir a leitura de três trabalhos que julgo serem valiosos para seu domínio sobre essa questão:

✔ Primeiro, *Amigos e Inimigos: Como identificá-los*, Platão, Cícero e Plutarco.

✔ Segundo, *Power — How to Get it, How to Use it*, Michael Korda.

✔ E o terceiro, *It's All Politics — Winning in a World Where Hard Work an Talent Aren't Enough*, Kathleen Kelley Reardon, PH.D.

Espero que você estude todos eles, que amplie seus conhecimentos sobre assunto de tamanha importância para o seu crescimento e sucesso profissional.

Como seu coach particular ficarei torcendo por você e pelo seu futuro. O meu foco é você.

Portanto, brilhe até ser dia perfeito.

Carta VII

"PODER E POLÍTICA NAS ORGANIZAÇÕES"

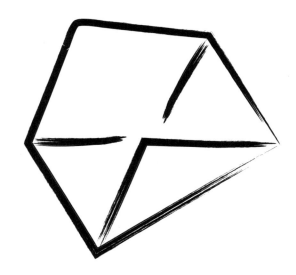

Prezado Filho,

Parabéns! Você concluiu a sua faculdade de Engenharia. Essa conquista por si só já é uma grande realização pessoal, visto que apenas 2% da população brasileira tem diploma universitário. Além disso, ela o coloca em lugar privilegiado na hierarquia social e o capacita, entre outras coisas, a abordar o mercado de trabalho com confiança e intrepidez.

Esse foi um dos melhores períodos e investimentos que fez em sua vida. Você estudou, pesquisou, discutiu e escreveu sobre diversos assuntos. Conheceu professores preparados, interessantes, inspiradores e muitos outros que esquecerá em pouco tempo, se já não os esqueceu. Eles agregaram pouco valor à sua educação universitária.

Além disso, você fez ao longo desse período uma rede de amigos e colegas com muitos dos quais manterá e cultivará estreito relacionamento ao longo dos anos. É bem provável ainda que a sua turma se reúna anualmente para recordar o passado, discutir os avanços empreendidos até o presente e fazer prognósticos sobre o futuro.

Acredito também que nesse período muitos foram os questionamentos que povoaram a sua mente a respeito de vários assuntos: carreira e futuro profissional, casamento e construção de uma família, finanças pessoais, estágio no exterior, etc.

Eu também já vivi todas essas experiências. E, às vezes, me pego desejando que o relógio do tempo tivesse parado. Mas é inteiramente impossível. O tempo nunca para de correr. Ou o usamos com sabedoria ou o perdemos de maneira displicente, fútil e irresponsável. Portanto, lembre-se de que todos nós temos apenas 24h por dia. Esse é o único bem comprovadamente democrático e distribuído de forma igualitária e gratuita a todos nós pelo Criador de todas as coisas.

O seu sucesso pessoal e profissional dependerá em grande medida de como você o usará. Há duas recomendações que gostaria que você mantivesse sempre em sua mente. A primeira, extraída da sabedoria cristã: "Portanto, vede prudentemente como andais não como néscios, mas como sábios, remindo o tempo; porquanto os dias são maus" (Epístola de S. Paulo apóstolo aos Efésios, 5.15–16). E, a segunda, colhida da sabedoria mundana secular: "Amas a vida? Então não desperdice o tempo, porque é dele que a vida é feita" (Benjamin Franklin).

Sim, todos nós, um dia, fomos surpreendidos olhando para o passado com saudosismo. Uma prova disso é o poema de Casimiro de Abreu: "Oh! Que saudades que eu tenho da aurora da minha vida, da minha infância querida que os anos não trazem mais!"

Hoje, após participar de inúmeros processos seletivos — entrevistas prolongadas, testes psicológicos e dinâmicas de grupo, etc. — você recebeu a mais desejada de todas as notícias e aquela que mais o deixava ansioso. A empresa com a qual mais se identificou, comunicou-lhe que você foi selecionado, aprovado e que precisa comparecer à mesma para tratar de sua admissão. Sei de sua alegria e grau de satisfação nesse momento. Posso vê-lo comunicando a notícia a seus pais, namorada e amigos. Eu já passei por situação idêntica e a vivencio quase todos os dias em decorrência de minha atividade profissional — recolocação de executivos. Confesso que cada recolocação concluída com sucesso é uma espécie de epifania.

Concluídos todos os trâmites legais, inclusive exames médicos, chegou o grande dia de sua vida — o seu primeiro dia de trabalho. É bem provável que você nunca esquecerá esse dia ao longo de sua longa caminhada. Eu, pelo menos, nunca esqueci. O mundo corporativo era muito diferente do ambiente acadêmico em que vivíamos.

Dado o seu desconhecimento sobre ele, permita-me adverti-lo sobre algumas questões importantes:

1. Esse é um mundo totalmente diferente de qualquer outro que você já conheceu ou vivenciou anteriormente por mais que tenha estudado sobre ele durante sua busca pelo primeiro emprego.

2. Nunca confunda sua família com a sua empresa. Essas são duas instituições inteiramente distintas. Se você ao longo do caminho confundir o seu emprego com a sua vida, pagará elevado preço. Tenho uma grande

amiga que perdeu o seu marido para um câncer mortal. Ele era, segundo ela, um brilhante e devotado executivo. Semanas antes de morrer, ele lhe disse: "Sei que em breve morrerei. Nesses últimos dias tenho pensado muito sobre o que fiz de errado ao longo de minha vida e carreira, apesar de saber que não posso mais corrigir. Agora é muito tarde. Entretanto, de uma coisa tenho certeza: Eu fui vítima de mim mesmo, de minha dedicação completa e exclusiva à empresa onde permaneci durante 18 anos. A pressão desordenada, o estresse a que me submeti, os conflitos políticos e as intrigas palacianas me sufocaram e eu sucumbi."

3. Tome muito cuidado com as pessoas ao seu redor, a fim de não se magoar ou se ferir. Portanto, seja cauteloso e criterioso na escolha de suas amizades no novo ambiente de trabalho. Nem todas as pessoas que trabalham com você servem para ser seus amigos ou confidentes.

4. Evite, a todo custo, revelar as suas vulnerabilidades, inquietudes, inseguranças e intimidades. Esse não é o melhor lugar para fazê-lo. A sua empresa não é um consultório de psicólogos, psicoterapeutas ou de psicanalistas. Portanto, mantenha reserva sobre as suas questões pessoais e familiares.

5. Aprenda a decifrar as pessoas pela sua linguagem corporal e interpretar a alma pelas feições. Baltasar Gracián, anteriormente citado neste livro, advertia: "Conheça o que sempre ri por fato e o que nunca ri por falso; resguarde-se do perguntador, porque ou é leviano ou explorador; espere pouco bem de quem é malformado, pois este costuma vingar-se da natureza" (Baltasar Gracián, *Oráculo Manual*, Item 273, pág. 175).

6. O mundo das organizações, como você logo descobrirá, é extremamente competitivo, veloz, exigente, surpreendente, desafiador, inseguro e cheio de armadilhas.

7. Uma das primeiras coisas que certamente ouvirá é que ele se assemelha a uma densa selva. É verdade. O gregarismo do homem, como observou Bertrand Russell, Prêmio Nobel e célebre filósofo inglês contemporâneo: "É mais resultante do egoísmo do que do instinto" (Bertrand Russell, *New Hopes for a Changing World*).

8. Não se deixe intimidar com tais comparações e questões. Aprenda a viver nessa selva por mais inóspita que ela seja e por mais ferozes que sejam os seus habitantes. A vida é luta renhida que abate apenas os mais fracos. Daí a célebre expressão pronunciada pelo 33º presidente dos Estados

Unidos, Harry Truman (1884–1972): "If you can't stand the heat, get out of the kitchen" ["Se não suporta o calor do fogão, não entre na cozinha", em tradução livre].

9. Mantenha-se fiel aos seus ideais e valores morais. Na sua vida e carreira nada é mais importante do que a sua reputação e integridade.

Não faz muito tempo, li palavras de "advice" pronunciadas por um pai a seu filho por ocasião de sua formatura na renomada Universidade de Yale que diziam: Meu garoto, sua vida está perante você. Todos os seus anos de conquistas não estão no passado — eles estão à sua frente. O que quer que você faça, respeite seus ideais. Nunca faça algo que o impeça de olhar alguém nos olhos. Fique firme. Faça todo sacrifício que deseje, mas nunca se venda. O rapaz ou a moça que enfrentam o ataque, que sustentam o que sabem ser correto, que não se abalam moralmente pelas risadas, sarcasmo ou gozações, são pessoas das quais coisas esplêndidas podem ser esperadas. "A verdadeira grandeza, se encontrada neste mundo, é uma virtude privada, sem nenhuma noção de pompa ou vaidade" (*Ideals and Morals Lessons* (1919), pág. 96).

Prezado filho, tudo na vida tem dois lados, o positivo e o negativo, débito e crédito. A empresa não é diferente. Portanto, olhe o seu lado positivo, compensador e gratificante. Afinal, ela oferece a um jovem com o seu nível de preparo e ambição oportunidades jamais pensadas.

Há muitos anos, li um poema, Your Niche, que fazia parte do ideário da educação moral transmitidos no começo do século XX aos jovens norte-americanos, que dizia:

Há um nicho no mundo para você, meu menino,
Um canto para você preencher,
E ele espera hoje
Entre os caminhos da vida pelo menino sincero.
Então, rapaz, seja verdadeiro, O mundo quer você
No canto que irá preencher.

Há um nicho no mundo para você, minha menina,
Um canto para você preencher,
Para uma menina que seja amável,
Com uma mente doce e pura,
Um lugar lhe espera.
Então, moça, seja verdadeira,
O mundo quer você
No canto que irá preencher

Há um nicho para vocês dois no mundo, meus queridos,
Um canto para vocês preencherem,
E um trabalho para ser feito
Que ninguém além de vocês
No grande plano de Deus pode cumprir.
Então, queridos, sejam verdadeiros,
O mundo quer vocês
E seus lugares lhes esperam.

Caro filho, como diz o poema acima citado, há um lugar para você ocupar no mundo. Há um lugar que somente você poderá ocupá-lo e um trabalho que somente você poderá realizá-lo. Nenhuma outra pessoa poderá empreendê-lo. Portanto, procure identificá-lo imediatamente e as suas chances de sucesso serão muito maiores.

A ocupação e manutenção de seu espaço em uma organização é uma das atividades mais complexas a ser desenvolvida por você ao longo de sua carreira. Daí a observação milenar, o poder não aceita o vácuo.

Infelizmente, as universidades raramente ensinam os seus alunos a arte dos deuses — política —, apesar de ser essa uma matéria essencial ao progresso de um profissional. Não raro, quando eles chegam às organizações, estão totalmente despreparados para praticá-la com inteligência e sabedoria. Além disso, muitos acreditam ainda que se realizarem o seu trabalho com competência e dedicação serão reconhecidos e promovidos.

Esse é um equívoco do qual eles se arrependerão profundamente no futuro, com toda certeza. Ao longo de minha carreira como consultor nas áreas de coaching executivo e outplacement, tenho aconselhado inúmeros profissionais cujas carreiras descarrilaram simplesmente porque eles não prestaram atenção à importância desempenhada pelo jogo político nas organizações.

Nenhum profissional avança a posições mais elevadas se não souber jogar politicamente, creia-me. Kathleen Kelley Reardon, Ph.D., professora de Administração na USC's Marshall School of Business e autora do livro *The Secret Handshake*, afirma: "Em qualquer trabalho, quando você atinge um certo nível de competência técnica, a política é o que faz toda diferença em relação ao sucesso. Nesse ponto, tudo é mesmo política. Todos os dias pessoas brilhantes ficam para trás de colegas com aptidão política porque não conseguem ganhar o apoio crucial para suas ideias [...]" (Kathleen Kelley Reardon, Ph.D., *It's all Politics — Winning in a World Where Hard Work and Talent Aren't Enough*, 2005, pág. 1).

Recentemente, aconselhei um profissional oriundo de uma grande instituição financeira em seu processo de transição de carreira, cujo depoimento comprova nossa argumentação: "Só gostaria de adicionar a este e-mail uma observação: eu assumo total responsabilidade pela falta de sucesso no relacionamento com a minha última gestão no banco. Eu gerenciei mal minha carreira, acreditei por falta de maturidade que gerando grandes resultados, isso por si só bastaria e joguei muito mal o jogo político e paguei um alto preço por isso. Hoje, eu posso afirmar que aprendi a lição e que a conjugação de trabalho com o jogo da política corporativa é que faz o sucesso da nossa carreira. E tomo o devido cuidado de aplicar esse aprendizado, o qual aprendi na carne, a todo momento com estratégia."

É bem provável que você ainda não tenha adquirido uma compreensão exata sobre a complexidade e importância do aprendizado sobre o jogo político nas organizações. E, mais importante ainda, não aprendeu a jogá-lo com competência. É compreensível, visto que você dá os seus primeiros passos no mundo corporativo apenas agora. De qualquer maneira, o melhor momento para começar a jogá-lo é aqui e agora. Seja sábio e invista no seu desenvolvimento e expanda a sua capacitação e inteligência política e social.

Sei por experiência que muitos se recusam a jogar conforme as regras do jogo e dizem: "Eu não sou político"; "Eu não sei fazer política"; "Eu não gosto de política"; "Política é coisa suja, prefiro fazer o meu trabalho".

Esse é um erro praticado por muitos profissionais maduros e experientes, inclusive.

No íntimo, eles se esquecem de que o homem é um ser eminentemente político, como observou Aristóteles: "O homem é naturalmente um animal político, destinado a viver em sociedade, e que aquele que, por instinto, e não porque qualquer circunstância o inibe, deixa de fazer parte de uma cidade, é um ser vil" (Aristóteles, *A Política*, capítulo I, 1252b, #9).

Sim, reconheço que nas organizações existem profissionais que jogam sujo, são invejosos e trapaceiros, cortam caminho, inflacionam suas realizações, mentem e falsificam informações para se beneficiarem, em detrimento das organizações as quais servem. Mas é bom saber, a sua carreira é muito curta especialmente com o advento da internet. Estude a vida de profissionais que naufragaram, apesar de todo seu brilhantismo, e logo descobrirá que eles não eram éticos e íntegros em seu dia a dia de trabalho.

Às vezes a política envolve o jeitinho ou a quebra de regras, é verdade, mas normalmente ela é o posicionamento de suas ideias de uma maneira favorável, sabendo o que dizer e como, quando e para quem comunicar. Recusar-se a participar do que você pode considerar a falta de civilidade da política é exatamente o que o deixará na posição de ostracismo, vendo suas aspirações de carreira se evaporarem sem poder fazer nada" (Kathleen Kelley Reardon, obra anteriormente citada, pág. 1).

Certa ocasião, o renomado cientista Albert Einstein foi abordado por um de seus admiradores que o indagou: "Dr. Einstein, por que, mesmo quando a mente do homem tenha ido tão longe a ponto de descobrir a estrutura do átomo, ainda não pudemos desenhar os caminhos políticos que previnam que o átomo nos destrua?" Ele prontamente respondeu: "É simples, meu amigo. É porque a Política é mais difícil que a Física."

Caro jovem, jogar politicamente é mais complexo do que o estudo de qualquer tipo de ciência exata — matemática, física, astrofísica, etc. —, por algumas simples e boas razões:

1. Nós não fomos ensinados no berço ou durante os mais de vinte anos de escola sobre a sua relevância nos diferentes ambientes sociais.

2. Nós não fomos instruídos sobre a importância da aquisição do conhecimento da natureza humana, um dos saberes mais complexos e vitais para o desenvolvimento de uma carreira de sucesso.

3. Quase nunca investimos tempo e dinheiro na aquisição de bons livros sobre a arte da política. Consequentemente, chegamos às organizações como verdadeiros cegos. Não temos a menor noção sobre como nos conduzir nos diferentes níveis e ambientes da vida corporativa.

4. As empresas e muitos de seus executivos tratam a discussão desse assunto como se ele fosse um tabu ou algo extremamente misterioso e pertencente aos deuses do Olimpo apenas. Em outras palavras, mantenha-os cegos para que não nos incomodem, uma espécie de política da "Caverna de Platão".

5. Muitas vezes, os indivíduos preferem conduzir a carreira na escuridão. Eles temem a claridade da luz e fazem de tudo, ainda hoje, para não estudarem. Consequentemente, se não estudam e não se aprofundam na aquisição de novos saberes sobre a boa arte da política, uma das mais belas entre todas as ciências humanas, como já escrevemos anteriormente, não irão e muito menos chegarão a lugar nenhum. Sei por experiência que poucos profissionais se dedicam ao seu estudo.

Meu querido filho, o seu futuro é muito importante para entregá-lo e confiá-lo à própria sorte, a um chefe, mesmo que preparado e bem-intencionado, ou a uma empresa por melhor que ela seja. Portanto, controle o seu destino ou alguém fará por você de maneira perversa.

Aqui estão algumas recomendações que objetivam orientá-lo e ajudá-lo ao longo do curso de sua carreira. Elas são frutos de mais de 45 anos de estudo, pesquisa e observação sobre o comportamento humano. Tive muita sorte na vida, pois comecei a estudar política muito cedo. Era uma questão de sobrevivência, inclusive.

1. Vá a uma boa livraria, adquira e leia as melhores obras sobre política corporativa. Concentre-se principalmente na leitura dos clássicos. Não perca tempo com a leitura de "almanaques" ou livros que tão logo tenha concluído a sua leitura, atira-os à lareira ou joga-os no fundo de uma gaveta de seu criado-mudo para nunca mais consultá-los.

    Jean Leclercq, em *The Love of Learning and the Desire for God*, diz: "Para os antigos, meditar é ler um texto e aprendê-lo pelo coração no sentido mais completo desta expressão, que é com o ser integral de uma pessoa: com o corpo, uma vez que a boca a pronuncia, com a memória que a fixa, com a inteligência que entende seu significado e com a vontade que deseja colocá-la em prática."

2. Faça um diagnóstico honesto sobre seu nível de conhecimento e grau de competência e inteligência política. Perscrute no seu íntimo que sentimentos agitam a sua alma em relação ao seu próximo — se de consideração, respeito, simpatia, empatia, altruísmo ou de desconsideração, inveja, ciúme, raiva, entre outros sentimentos. Observe a recomendação de Sócrates, filósofo grego: "Homem, conhece-te a ti mesmo."

    Master Sun, renomado general chinês, expressou opinião semelhante sobre a importância do autoconhecimento quando disse: "Dizem que se você conhecer os outros e conhecer a si mesmo, você não estará em perigo em cem batalhas; se você não conhecer os outros, mas conhecer a si mesmo, você perderá uma e vencerá a outra; mas se você não conhecer os outros e não conhecer a si mesmo, você estará em perigo em todas as batalhas" (Thomas Cleary, Obra citada, pág. 85).

3. Identifique que tipo de comportamento ou atitude o torna vulnerável perante seus pares, subordinados e superiores em seu ambiente de trabalho: excesso de humildade, arrogância, timidez, incivilidade, ambição exacerbada e doentia, isolamento, negativismo, entre outras posturas. Li Quan, general chinês, disse: "Vantagens e desvantagens são interdependentes — primeiro conheça as desvantagens e então você conhecerá as vantagens" (Thomas Cleary, *Classics of Strategy and Counsel*, Vol. I, 2000, pág. 60).

4. Preste muita atenção aos lugares que frequenta e aos amigos que o acompanham em todos os instantes de sua vida e carreira. São poucos os que servem para bons amigos e o não saber escolhê-los torna-os ainda mais

raros. Há um provérbio de Salomão que diz: "Anda com os sábios e serás sábio" (Provérbio 13.20). E um outro que instrui: "O que perverte os seus caminhos será conhecido" (Provérbios 10.9).

Baltasar Gracián, muitos séculos depois, observou: "Define-se a pessoa pelos amigos que tem, pois nunca o sábio concordou com ignorantes." E, em outra ocasião, recomendou: "Nunca nos liguemos a quem nos ofusca e sim a quem nos realce. [...] Tão pouco devemos correr o risco de estar mal acompanhados nem honrar outros à custa de nosso próprio prestígio. Para fazer-se na vida, junte-se a pessoas destacadas."

5. Aprofunde o seu conhecimento sobre a natureza e a psicologia humana. Tal conhecimento o livrará de muitas ciladas, perigos, intrigas, incompreensões e quedas. Enganar-se com as pessoas é o mais terrível dos enganos e também o mais fácil de cometê-lo. O cardeal e primeiro ministro da França, tutor do príncipe Luís — futuro Luís XIV —, Giulio Mazzarino (1602–1661), advertiu os homens de seus dias, e os seus ensinamentos ainda são válidos: "Conhecerás um homem de bem e a sua piedade pela coerência no teor de sua vida", "Não creias nunca em quem futilmente promete grandes coisas, porque é mentiroso ou enganador", "Quem muito se gaba, e alardeia o seu valor, não é grande coisa para se temer", "Na maioria das vezes têm pouquíssimo cérebro aqueles que falam muito; porque uma ampla memória exige muito de um grande julgamento" (Cardeal Giulio Mazzarino, *Breviário dos Políticos* [1997]).

6. Estude o currículo de todos os seus concorrentes em potencial — berço familiar, formação acadêmica, nível de exposição internacional, abrangência de suas atividades sociais, esportivas, religiosas e políticas, histórico e desempenho profissional, imagem e reputação interna e externa, entre outras questões —, a fim de determinar as suas reais chances de triunfo sobre eles. Quanto mais bem informado você estiver sobre essas questões, mais preparado você estará para competir e ganhar o jogo. Portanto, preste atenção em tudo e em todos. Conhecimento é poder. Mas não se esqueça que às vezes você poderá apostar no cavalo favorito, porém dá o azarão. De qualquer maneira, lembre-se das palavras de Ho Yanxi, general chinês: "Quando você calcula e compara o poder de suas forças e o de seu adversário, leve em consideração o talento, a inteligência e a coragem de seus generais — se você for dez vezes mais forte que o inimigo, dez contra um, então você poderá cercá-lo, impedindo qualquer tentativa de fuga" (Thomas Cleary, Obra citada, pág. 77).

Esta recomendação é baseada na sabedoria militar chinesa de Máster Sun que dizia:

Portanto, use estas análises para a comparação, para descobrir quais são as condições. Ou seja, qual liderança política está com força? Qual general tem capacidade? Quem tem o melhor clima e terreno? Quem tem a melhor disciplina? Quais tropas são mais poderosas? Quais soldados e oficiais têm o melhor treinamento? Qual sistema de recompensas e punições é mais claro? É assim que podemos saber quem irá vencer (Thomas Cleary, Obra citada, pág. 45).

7. Faça alianças estratégicas em sua organização, principalmente com o seu superior imediato. A ascensão de sua carreira dependerá dele, seja ele competente ou não. Portanto, seja leal e verdadeiro; nunca minta ou lhe forneça informações erradas e imprecisas; apoie-o em todas as circunstâncias; esteja sempre preparado para ajudá-lo quando for solicitado; evite criticá-lo em público ou denegrir sua imagem e reputação, quer privada ou publicamente; seja simpático às suas reivindicações e antecipe-se às suas necessidades e exigências; não desgaste o favorecimento.

8. Valha-se de sua novidade na empresa, pois enquanto for novo será estimado. "A novidade", afirmou Baltasar Gracián, "por ser diferente, a todos agrada; refresca o gosto, e estima-se mais a mediocridade nascente do que a sumidade habitual". Na vida corporativa, o seu período de lua de mel não ultrapassa seis meses. É, portanto, muito curto. Se nesse período você não deu o seu recado, é bem provável que nunca o dará.

9. Cuidado com a sua conduta. Nunca perca a sua compostura. Qualquer deslize, por mais simples que seja, poderá lhe custar uma boa promoção ou até mesmo a morte de sua carreira.

Os dois casos abaixo ilustram a nossa recomendação:

Recentemente, tomei conhecimento sobre um promissor executivo que, convidado pelo presidente a participar de um jantar em Roma com um membro do board of directors de sua corporação, caiu em desgraça temporariamente.

Eis o relato contado pelo próprio presidente: "Tomamos um drinque na mesa do jantar, pedimos uma garrafa de vinho e tudo estava indo bem. Então passamos ao prato principal, e Pete, repentinamente, caiu de cara sobre o tagliatelli com trufas, desmaiado.

O que aconteceu é que ele estava tão nervoso sobre a reunião com o membro do conselho que havia tomado três martínis no hotel antes do jantar. Eu acho que foram os martínis mais caros que alguém jamais tomou. Eles acabaram com sua carreira. Eu tive que dizer a ele na manhã seguinte: 'Estou feliz que você continue empregado, mas desta posição você não passa mais.'"

(David F. D'Alessandro, Executive Warfare — 10 Rules of Engagement for Winning Your War for Success, 2008, pág. 122).

Outro exemplo é extraído da vida e da carreira do ex-CEO da Hewlett-Packard, Mark Hurd. Recentemente, ele renunciou sua prestigiosa posição em meio a uma investigação de assédio sexual. O inquérito, segundo notícia divulgada na imprensa, concluiu que não houve violação da política contra assédio sexual da empresa, mas descobriu violações das normas de conduta empresarial da HP.

A confissão do próprio Mark Hurd fala por si mesma: "Com o progresso da investigação, eu percebi que houve casos em que eu não agi de acordo com as normas e princípios de confiança, respeito e integridade que eu havia adotado na HP, e que me guiaram em toda a minha carreira."

Meu estimado filho, seja grandioso em sua conduta e postura. Objetive a superioridade em tudo o que faz e não terá necessidade de se justificar sobre os seus atos e conduta. Como admoestou o cardeal Giulio Mazzarino: "Esmera-te, com toda a atenção ao redor, naquilo que deve se apresentar de ti em público (ainda que coisa de curta duração), porque de uma única ação depende para sempre a tua fama."

10. Busque angariar a simpatia de todas as pessoas ao seu redor, mas nunca sacrifique os seus princípios em função de ganhos rápidos. Ser simpático não significa ser um profissional sem ideias ou opiniões próprias, sem firmeza em suas palavras ou ações gerenciais, sem coragem para apontar erros e exigir a sua correção, tolerância aos desvios éticos e morais em seu ambiente, ser um bajulador, entre outros comportamentos reprováveis.

    O bajulador é um ser que não tem estima nem pelos outros, nem por si mesmo. Ele aspira, como observou D. I. Fonvizin (1745–1792), comediógrafo russo, *O Menor de Idade*: "Apenas a cegar a inteligência do homem, para depois fazer dele o que quiser. É um ladrão noturno, que primeiro apaga a luz e em seguida começa a roubar."

    Simpatia no sentido em que recomendamos significa ser mais tolerante com aqueles que esboçam ideias ou opiniões diferentes das nossas, compreensão de que os homens são falíveis, portanto, estão sujeitos ao erro, competência social para navegar com sabedoria e prudência no curso da vida e carreira, tratar todas as pessoas com respeito e dignidade, sensibilidade a dor e ao sofrimento alheio, etc.

    Quero lembrá-lo que, pelo fato de sugerir que use de simpatia em todos os instantes de sua vida, isso não significa que você conduza a sua carreira como se estivesse participando de concurso de "Mister Simpatia". Você não está. Além disso, você nunca agradará a todas as pessoas. Por mais que você faça o bem, você haverá de encontrar aqueles que atirarão pedras em seu caminho. De qualquer maneira, nunca perca o seu bom humor. Haja sempre de maneira positiva e construtiva. Seja cordial.

11. Viva os valores de sua organização e observe com singular atenção todas as suas convenções. É sabido que muitas vezes elas não estão escritas em nenhum manual de organização ou expressas de forma clara e visível. Mas, mesmo assim, elas estão lá. Você necessita observá-las. Caso contrário, pagará altíssimo preço ao quebrá-las.

Nos últimos anos, muito se tem escrito sobre a importância de "Quebrar Todas as Regras". Compreendo o valor de ser diferente e de não se submeter a políticas corporativas esclerosadas. Mas, como você está iniciando sua carreira, a recomendação que lhe faço é: primeira, adapte-se às regras — você não está ainda completamente inteirado sobre elas. Portanto, o melhor mesmo é conhecê-las e segui-las. Segunda, após observá-las e estudá-las, sugira modificações viáveis e práticas ao seu chefe.

Uma das queixas mais ouvidas sobre a Geração Millennium é a de que ela não se submete facilmente e não aceita orientação dos mais experientes. Ela deseja mudar tudo na organização a partir de seu primeiro dia de trabalho. Consequentemente, ela gera muito estresse.

Tenho aconselhado muitos executivos em transição de carreira que não observaram essa premissa e se deram muito mal. Eles foram demitidos. Motivo alegado: ele não tem o perfil de nossa empresa. Eles criaram mais problemas do que soluções.

Meu querido filho, a carreira executiva é uma jornada complexa e cheia de surpresas como escrevemos. Entretanto, você tem todas as condições de empreendê-la com sucesso. O mais importante nessa viagem é a utilização do bom senso. Sem ele, você não irá a lugar nenhum por mais preparado que seja. Portanto, lembre-se das palavras de Pitigrilli (1893–1975), escritor italiano, *La maledizione*, VIII: "O bom senso é o senso do momento."

Reconheço, meu filho, que essas recomendações não esgotam a discussão sobre assunto tão importante para o progresso de sua carreira. Entretanto, elas podem livrá-lo de cometer inúmeros deslizes que poderão prejudicar a sua carreira para sempre.

Eu espero viver por muitos anos ainda, a fim de instruí-lo sempre que necessitar. Entretanto, acredito que o melhor para você é aprender a caminhar com os seus próprios pés, ter bons livros em suas mãos para enriquecer a sua mente e bons amigos com quem possa dialogar sobre os mais diferentes assuntos.

Além disso, quero que você saiba que, onde quer que você esteja, eu estarei olhando e orando por você e a sua felicidade pessoal.

Sucesso, meu querido filho. Você pode contar com o seu pai.

Carta VIII

CARREIRA GLOBAL — PERIGOS E OPORTUNIDADES

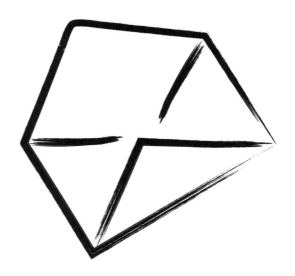

Estimado Filho,

Alguns meses se passaram desde que o recebi em meu escritório para uma longa, agradável e profícua conversa sobre o planejamento de sua carreira. Naquela oportunidade, você me atualizou sobre o progresso que empreendeu até o presente e também sobre os seus planos para o futuro — empreender uma carreira internacional. Confesso que fiquei extremamente feliz e envaidecido com tudo o que ouvi. Você superou todas as minhas expectativas. Espero que continue sendo o melhor em tudo o que faz. Parabéns!

Hoje, refletindo melhor sobre tudo o que discutimos naquela ocasião, cheguei à seguinte conclusão: a dinâmica de sua carreira não poderia ter sido diferente. Afinal, você sempre foi um brilhante estudante ao longo de sua vida universitária. Além disso, demonstrou excepcional nível de comprometimento em tudo o que empreendeu e exibiu uma invejável curiosidade sobre as pessoas, os lugares, as coisas, os negócios e o mundo. Essas são qualidades raras nos dias atuais, porém de extrema valia para quem deseja fazer uma carreira bem-sucedida em um mundo globalizado.

Sei de seu interesse e empenho em se manter conectado com o mundo e atento a assuntos relacionados à globalização, inclusive, os seus efeitos sobre a sua carreira — perigos e oportunidades, vantagens e desvantagens, entre tantas outras questões que merecem reflexões profundas.

Fiquei muito mais feliz e orgulhoso ainda quando você me confidenciou que sua atual empresa o abordou, a fim de discutir sobre assunto de que tanto sonhou ao longo dos últimos anos — empreender uma carreira internacional em um país do primeiro mundo. Esse é convite feito a poucos profissionais. Em geral ele é feito apenas aos melhores profissionais e àqueles que têm grande potencial de crescimento e afinidade com a cultura, os valores de uma organização e aderência aos seus planos estratégicos.

Posso sentir o seu grau de alegria e felicidade. Eu também passei por experiência semelhante, apesar de em contexto histórico diferente. De qualquer maneira, ao longo de 15 anos aproximadamente — dos 8 aos 23 — sonhei em residir, estudar e me casar com uma norte-americana, de preferência, loura e com olhos azuis.

Reconheço que esse era o sonho de um menino pobre da várzea do Assú, berço de poetas, interior do Rio Grande do Norte, até porque não tinha recursos financeiros para respaldar tal empreendimento. Entretanto, nunca deixei o meu sonho morrer, apesar das dificuldades e das inúmeras pedras encontradas ao longo do caminho.

Em 1968, surgiu a grande oportunidade que tanto sonhei. Fui convidado a participar do Third World Assembly International Christian Youth em Cape May, New Jersey, Estados Unidos da América do Norte, como presidente da JUCIAL — Juventude Cristã da América Latina. Pela primeira vez em minha vida conheci e conversei com pessoas oriundas de 86 países de diferentes continentes — África, Europa, Ásia e das Américas. Que experiência inigualável para um jovem que nunca tinha viajado para tão longe e para um país tão diferente em todos os sentidos.

A partir dessa data comecei a realizar todos os meus sonhos — residir, estudar, trabalhar e me casar com uma norte-americana, a bela e sempre sorridente jovem meninota, Christmas Carol Detweiler, do estado da Pennsylvania, berço da democracia norte-americana, mãe de três maravilhosos filhos, Patrick Henry, Patrícia Detweiler e Phillip Matthews. Um detalhe, ela não era loura e muito menos tinha os olhos azuis. De qualquer maneira, preenchia as minhas exigências e preferências.

Agora compreendo o que F. Holderlin (1770–1843), poeta alemão, *Hipérion*, queria dizer quando escreveu: "O homem, quando sonha é um Deus" ou ainda quando a escritora francesa, E. Triolet (1896–1970), *Mille regrets*, disse: "O verdadeiro sonhador é aquele que sonha o impossível".

Meu querido filho, ao escrever-lhe esta carta a fim de tratar sobre a oportunidade surgida de empreender carreira no exterior, quero, em primeiro lugar, dizer que toda carreira profissional conduzida neste século é, a princípio, uma carreira global pelas razões que lhe expus pessoalmente.

Hoje, como você sabe, o mundo é uma grande aldeia global, como previu o famoso filósofo da comunicação Marshall McLuhan. Portanto, o importante nessa fase é determinar o quão global você gostaria de tornar a sua carreira, se verdadeiramente está disposto a fazê-la, e se honestamente pode empreendê-la com sucesso. Se puder responder a essas perguntas com sinceridade e sabedoria, acredito que poderá evitar inúmeras decepções.

No exercício de meu ofício, conheci muitos profissionais que fracassaram em sua pretensão de empreender uma carreira internacional. Eles não avaliaram completamente os riscos e os obstáculos envolvidos. Foram movidos apenas pela euforia e pagaram alto preço — o descarrilamento da própria carreira.

Certamente, esse não será o seu caso, tenho certeza. Por conhecê-lo desde o berço e acompanhar sua trajetória há vários anos, acredito que você avaliará cada questão com lucidez e racionalidade, a fim de não cometer erros banais na gestão de sua carreira.

A carreira internacional não deve ser oferecida a qualquer profissional e muito menos serve para qualquer pessoa. A carreira global é uma proposição muito arriscada. Dado um conjunto errado de circunstâncias, mesmo as carreiras das pessoas mais talentosas podem descarrilar. Agora, imagine quão desastrosa seria a decisão de enviar profissionais de mente pequena, despreparados e de comportamentos incivilizados ao exterior. Profissionais de baixa qualificação devem se contentar com o emprego em seu próprio país, onde seus erros e gafes podem ser corrigidos prontamente, já que os erros cometidos em países distantes são, com excessiva frequência, irreversíveis. É sabido que eles acarretam grandes prejuízos não apenas à própria imagem, mas principalmente à imagem da empresa e de seu país de origem.

Há um episódio extraído da história que ilustra nossa afirmação. O Duque da Toscana, reconhecido como príncipe notável, queixou-se certa ocasião ao embaixador veneziano, hospedado em sua casa, que a República de Veneza tinha enviado para residir em sua corte uma pessoa sem nenhum valor, desprovida de qualquer julgamento ou conhecimento e privada até de qualidades pessoais atraentes. "Não me surpreende", retorquiu o embaixador, "temos muitos tolos em Veneza". Ao que retrucou o Grande Duque: "Também temos tolos em Florença, mas tomamos o cuidado de não exportá-los."

A experiência de viver e trabalhar no exterior transforma profundamente todos que a experimentaram, ajustando-se à cultura ou não. Tal é o impacto da experiência em tantos níveis — físico, intelectual, emocional, familiar — que não existe a possibilidade de uma reação moderada, muito menos neutra. Ou nos abrimos à experiência e por ela somos enriquecidos, ou voltamos às costas a ela e somos em muito diminuídos (The Art of Crossing Culture, pág. 106).

Portanto, se você ambiciona verdadeiramente empreender uma carreira global, sugiro que reflita sobre as competências mais desejáveis que você precisa desenvolver se já não as possui:

- ✔ Mente aberta para viver e trabalhar com pessoas totalmente diferentes de você. Essa por si só é uma grande empreitada. Quanto maior for seu interesse em se abrir para novos mundos e realidades melhor para o seu crescimento e sucesso em país estrangeiro. Lembre-se das palavras do comediógrafo irlandês, G. B. Shaw (1856–1950), *Maxims for Revolutionists*, Reason: "O homem sensato adapta-se ao mundo. O homem insensato insiste em tentar adaptar o mundo a si. Sendo assim, todo o progresso depende do homem insensato."

- ✔ Interesse multicultural e profunda sensibilidade humana. Isto é, saber respeitar culturas diferentes da sua; desejar aprender tudo sobre os países nos quais trabalhará — leis, práticas de negócios, ritmo de trabalho, valores da sociedade, política, folclore, arte, literatura, poesia, religião, história, sistema político e governamental, geografia, etc.

- ✔ Tolerância à ambiguidade e à complexidade. No exterior, essas qualidades se tornam de inestimável valor principalmente quando você tiver de tomar decisões.

- ✔ Vida pessoal e familiar sincronizadas. Quando essas duas equações não estão bem resolvidas, as chances de um desastre são enormes. Portanto, antes de empreender mudança para um país estrangeiro, tenha completa adesão de sua família.

- ✔ Competência técnica e gerencial. Ninguém lhe respeitará se você não tiver alto nível de competência técnica e administrativa. Portanto, não se iluda com o jeitinho brasileiro. Ele é pura mediocridade.

✓ Integridade. Nunca as empresas necessitaram tanto de ética e caráter íntegro como nos dias atuais. Portanto, torne-se uma referência. J. W. Goethe (1749–1832), escritor e poeta alemão, *Tasso*, 1, 2, disse: "No silêncio forma-se um talento, mas um caráter, no turbilhão do mundo."

✓ Disposição para aprender continuadamente. A vida em outro país é uma oportunidade singular para você expandir seus conhecimentos e experiências. Eu sei de seu valor. Eu o experimentei.

✓ Esteja preparado para o retorno ao seu país de origem, após completar seu assignment. O choque pode ser muito grande quando de sua volta aos seus pais de origem. A empresa poderá recebê-lo sem um plano consistente de desenvolvimento ou até mesmo dispensá-lo meses depois. Eu já vi isso acontecer inúmeras vezes.

✓ Prepare-se também para se reintegrar a sua família, amigos, colegas e demais pessoas de seu relacionamento. Eles, diferentemente de você, não passaram por choque cultural. Cuidado para não pensar com a mente do país onde você viveu.

✓ A adaptação de sua família deve merecer atenção e cuidados especiais se os seus filhos estiverem em fase escolar. Eles também estão deixando para trás os amigos e um estilo de vida mais avançado, confortável e também mais rica em referências.

✓ Não dê por encerrada a sua carreira internacional ainda. Novas oportunidades surgirão e a cada mudança o ciclo se reinicia. Mostre para a sua família e para a empresa o seu interesse em enfrentá-las novamente.

✓ Evite os guetos. Neles, nem você e nem os membros de sua família aprenderão nada de positivo. Não corte o caminho, conviva com todos, busque ser uma pessoa versátil e adaptativa. Procure o que de melhor existe no país onde trabalha e jamais caia na armadilha de ficar se queixando das coisas que deixou para trás. Nunca compare situações e circunstâncias diferentes. Acredito que uma das piores coisas que pode acontecer a um jovem é se isolar em um gueto em país estrangeiro. Ele nunca fará parte da sociedade vibrante e representativa do país.

✓ Viva integralmente o momento e jamais deprecie ou critique a nação que o hospeda. Conheço muitos profissionais que enviados por um período ao exterior quando retornam ao seu país não têm nada de bom para falar sobre a experiência.

Lembro-me que quando estudava nos Estados Unidos, 1968-1973, conheci um bolsista brasileiro que fazia seu mestrado na Universidade da Pensilvânia financiado pelo INPE — Instituto Nacional de Pesquisa Espacial. Sempre que nos reuníamos nos finais de semana, ele tinha críticas a fazer sobre o modus operandi norte-americano. Nessas ocasiões eu lhe dizia: "Por que você não volta para o Brasil se está tão infeliz aqui? Quem o está obrigando a estudar e viver nesse país?"

Gosto muito da observação de Baltasar Gracián: "Achar o que é bom em cada coisa. A abelha vai direto à doçura para o seu favo e a cobra ao fel para o seu veneno. [...] Mas feliz é o gosto daqueles que entre mil defeitos descobrem logo a única virtude que talvez só por acaso ali tenha caído." Ou verbalizado de outra maneira: "Sejamos como o cisne da lenda hindu que, de um líquido misturado de água e leite, sabia sorver o leite, deixando a água; ou como a formiga que, dum monte de açúcar misturado com areia, sabe separar os grãos de açúcar, deixando os de areia." Belos conselhos esses, meu filho. Atenha-os em sua mente.

Querido filho, esta carta não esgota minhas recomendações sobre assuntos tão vitais para sua carreira em sociedade globalizada — empreender uma carreira em país estrangeiro. Por esse motivo, sugiro a leitura dos seguintes livros, os quais poderão ampliar ainda mais os seus conhecimentos sobre o assunto.

- ✔ Developing global executives: The lessons of international experience — Autores: Morgan Mc Call, Jr. e George P. Hollenbeck.
- ✔ Managing Cultural Differences — Leadership Strategies for a new world of business — Autores: Philip R. Harris e Robert T. Moran.

Desejo-lhe todo o sucesso do mundo. Que você seja muito feliz e que sirva como um autêntico diplomata de seu país em terras estrangeiras.

Carta IX

COMO TORNAR SUA CARREIRA À PROVA DE FOGO

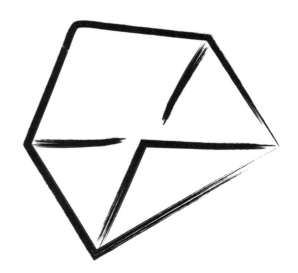

Querido filho,

Li seu último e-mail a caminho do Oriente Médio. Nele você manifestou inúmeras preocupações acerca do futuro de sua posição em sua empresa atual. Nele, você transcreveu mensagens que leu em quadro de avisos da organização e pediu meus comentários a respeito:

- ✔ Não podemos prometer por quanto tempo estaremos operando.

- ✔ Não podemos prometer que não seremos comprados por outra empresa nos próximos meses.

- ✔ Não podemos prometer que haverá espaço para novas promoções em curto e médio prazo.

- ✔ Não podemos prometer que seu cargo existirá até a data de sua aposentadoria.

- ✔ Não podemos esperar a sua lealdade contínua — e não estamos certos de desejá-la.

- ✔ Não podemos mais planejar e gerenciar a sua carreira e o seu autodesenvolvimento.

Peço-lhe desculpas se não respondi a seu e-mail com a urgência que você merecia e esperava. Acredito que compreenderá meus motivos. Afinal, muitas vezes, somos consumidos por nossas atividades diárias, além da crueldade do tempo — ele não espera. Tenho de confessar com pesar que foi esse o meu caso.

Agora, depois de ler e reler seu e-mail inúmeras vezes, consegui "fazer tempo" para respondê-lo. E o faço na esperança de que encontrará nele sabedoria para tornar a sua carreira à prova de fogo em dias turbulentos, complexos, incertos e inseguros.

Analisemos suas preocupações:

Primeira: Não podemos prometer por quanto tempo estaremos operando.

Sim, não há segurança absoluta em nenhum ambiente empresarial nos dias atuais. Nunca houve e também nunca haverá. Tudo muda o tempo todo. A vida é movimento, afirmou Aristóteles. Portanto, a única certeza é a incerteza, para usar uma expressão que já virou jargão desgastado em muitos ambientes.

A concorrência se tornou brutal e somos surpreendidos todos os dias com o surgimento de novas tecnologias, processos, produtos e serviços. Não há saída fácil. Ou enfrentamos esses dragões com inteligência, rapidez e coragem, ou fatalmente desapareceremos.

Além disso, os custos operacionais das organizações se elevaram rapidamente. Contribuíram para isso a excessiva carga tributária hoje vigente no país, a falta de infraestrutura — estradas, aeroportos e portos —, a corrupção generalizada nos diferentes órgãos públicos, a crescente improdutividade, a mediocridade generalizada, a obsolescência tecnológica, a falta de uma força de trabalho preparada, competente e comprometida.

Como consequência dessas e de tantas outras mazelas nacionais, nossos produtos estão perdendo a sua competitividade no cenário global das nações. Todos os dias ouvimos e lemos sobre o processo de desindustrialização do país.

Quero lembrá-lo que essa é uma realidade que deixa nossos empresários e significativa parcela de nossos executivos acordados todas as noites. Portanto, não é de se admirar que tantos profissionais adoeçam e se sintam infelizes em seus postos de trabalho — 74% dos executivos sentem-se infelizes em suas organizações. Veja que problemão.

Segunda: Não podemos prometer que não seremos comprados por outra empresa nos próximos meses.

Na verdade, como foi divulgada na última semana pela imprensa nacional, sua empresa foi sondada nos últimos oito meses por três bancos de investimentos, todos interessados em sua aquisição. Portanto, a qualquer hora, você e todos os seus colaboradores poderão tomar conhecimento sobre a venda de sua empresa. É uma questão de tempo apenas.

Que comportamento adotar se isso vier a acontecer? Não se desespere e, muito menos, entre em pânico. Observe tudo o que acontece ao seu redor. Mantenha-se antenado o tempo todo. Apoie o grupo que adquirir sua empresa em tudo. Não esconda as informações. Não faça comparações entre os antigos proprietários e os atuais. Faça o seu trabalho com a mesma dedicação. Seja visto pela empresa compradora como um profissional valioso e indispensável. Mostre serviço, todos os dias, e evite as fofocas.

Terceira: Não podemos prometer que haverá espaço para novas promoções em curto e médio prazo.

A tendência atual das organizações é eliminar a maioria dos níveis hierárquicos. Esse é um processo iniciado na década de 1980. Consequentemente, as promoções se tornarão ainda mais raras. Não se assuste com essa afirmação.

Quero que saiba que não há nada de novo nessa afirmação de sua empresa. Ela simplesmente reflete a observação feita por Peter Drucker, renomado escritor, ecologista social e consultor empresarial norte-americano, que há várias décadas escreveu: "Noventa e cinco por cento da média gerência desaparecerá nos próximos anos."

Sobre esse assunto, o fim do emprego como o conhecemos, já tivemos a oportunidade de discutir em outra ocasião. Lembra-se? Se a minha memória não me trai, cheguei até a lhe sugerir a leitura dos seguintes livros: *The End of Work* (2004), de Jeremy Rifkin; *JobShift: How to Prosper in a Workplace Without Jobs* (1995), de William Bridges; e *The End of Work as You Know It* (2009), de Milo Sindell. Recomendo que leia-os, se não o fez ainda. Se já leu, volte a lê-los, pois fatalmente terá novos insights.

Quarta: Não podemos prometer que o seu cargo existirá até a data de sua aposentadoria.

Onde está a novidade nessa declaração? Como você sabe, nesses momentos, coisas desagradáveis acontecem aos nossos mais leais colaboradores. Portanto, peço que não se assuste ou fique muito impressionado com essas previsões.

Como lhe disse inúmeras vezes, nos dias atuais, o jovem que ingressa no mercado de trabalho deve estar preparado para mudar até oito vezes de empresa e três vezes de carreira ao longo de sua vida. Todos esses movimentos enriquecerão a sua vida e carreira. São as transformações porque passam, que fazem o mundo mudar a cada instante e para melhor, inclusive você.

Portanto, viva o dia de hoje e lembre-se da instrução dada por Cristo: "Não vos inquieteis pois pelo dia d'amanhã, porque o dia d'amanhã cuidará de si mesmo. Basta a cada dia o seu próprio mal" (São Mateus 6.34). Ou ainda as palavras do sábio rei de Israel, Salomão: "Nunca digas: Por que foram os dias passados melhores do que estes? Porque nunca com sabedoria isto perguntarias" (Provérbios de Salomão, 7.10).

Quinto: Não podemos esperar a sua lealdade contínua — e não estamos certos de desejá-la.

A mensagem de sua empresa está correta. Hoje, as pessoas são contratadas para executarem projetos bem específicos. Além disso, aquelas atividades que não fazem parte de seu core business estão sendo terceirizadas ou eliminadas completamente.

Portanto, concluídos os projetos, essas pessoas se tornam plenamente dispensáveis. Quero lembrá-lo que o seu valor para a sua organização é o de sua utilidade. Quando você deixa de apresentar novidades todos os dias e de agregar valor à sua empresa, o seu fim está decretado. Cristo, no sermão da montanha, há mais de dois mil anos instruía a seus discípulos: "Toda árvore que não dá bom fruto corta-se e lança-se ao fogo" (São Mateus 7.19).

Meu filho, cuidado, muito cuidado para não se transformar em árvore infrutífera em sua empresa. É preciso apresentar novidades todos os dias em tudo o que você faz.

Sexta: Não podemos mais planejar e gerenciar a sua carreira e o seu autodesenvolvimento.

Novamente, sua organização expressa a mais absoluta verdade. Essas são tarefas que devem ser planejadas e gerenciadas por você apenas. Portanto, são de sua inteira responsabilidade. Você já deve ter ouvido a expressão "Agora, você está por si mesmo".

Pois bem, é precisamente isso o que acontece no atual ambiente das empresas. Acredito que você se lembra da recomendação que lhe fiz em diferentes ocasiões, lembrando-lhe as sábias palavras de Orison Swett Marden, médico, empresário e escritor renomado do movimento "New Thought" norte-americano: "Atire para bem longe de sua cabeça a noção de que você é um empregado. Você está nos negócios por si mesmo, vendendo suas habilidades e competências a seu empregador. Ele é seu cliente [...] Ele compra tudo que você tem para vender — sua energia, polidez, boas maneiras, cortesia, tato, coragem, iniciativa. Em outras palavras, ele está comprando seu output físico e mental."

Reconheço e compreendo o seu nível de inquietude e confusão mental sobre a situação e o nível de estresse que certamente tais notícias acarretam a você e a toda sua organização. Hoje, estima-se que as empresas percam cerca de trezentos bilhões de dólares como consequência do estresse, provocado inclusive pelo medo da perda do emprego.

Sempre fui um árduo defensor da premissa que diz: "Controle o seu destino ou alguém fará por você de maneira perversa."

Durante quarenta anos de trabalho como consultor especializado na área de transição de carreira, outplacement e coaching executivo, entre outra especialidades (vide os sites www.gutemberg.com.br e www.oprincipiodasabedoria.com), tenho assessorado e aconselhado milhares de profissionais que, como você, se sentiam ameaçados pelas mudanças radicais no ambiente e contrato de trabalho — "Não haverá mais emprego do berço à sepultura".

Prezado filho, permita-me assegurá-lo que a despeito de sua inquietude e de todas as transformações por que passaram ou terão de passar as organizações, ainda assim há e sempre haverá espaços e oportunidades em abundância para profissionais com as suas inegáveis e reconhecidas qualidades — caráter ilibado, coragem para encarar os problemas à medida que eles surgem e encontrar soluções eficazes, comprometimento com a excelência na execução de seu trabalho, comunicação clara e objetiva, flexibilidade, tolerância à ambiguidade e, acima de tudo, a incorporação dos valores de sua organização no seu dia a dia de trabalho, entre outros atributos.

Não tenho nenhuma dúvida a respeito de seu progresso e sucesso profissional a despeito de todas as questões apresentadas. Você, com toda a certeza, saberá tornar sua carreira à prova de fogo.

Entretanto, se eventualmente vier a perder o seu emprego, não se angustie ou se desespere. Milhares de profissionais já passaram por essa situação e cresceram profissionalmente com ela.

Quero lembrá-lo das palavras de Orison Swett Marden em *Success under Difficulties*: "Grandes homens nunca esperam por oportunidades; eles o fazem. Não esperam por facilidades ou circunstâncias favoráveis; eles se apegam ao que está à mão, resolvem seu problema e dominam a situação. Um jovem determinado e disposto encontrará um caminho ou fará um. Um Franklin não requer aparato elaborado; ele pode trazer eletricidade das nuvens com uma pipa comum. Grandes homens não encontraram um caminho real para seu triunfo. É sempre o caminho antigo, por meio do trabalho e da perseverança" (Orison Swett Marden, *Pushing To The Front*, Vol. I [1997], pág. 337).

William Shakespeare (1564–1616), dramaturgo e poeta inglês, expressou opinião semelhante, quando escreveu: "Existem marés no caminho dos homens; Que, aproveitadas na preamar, levam à fortuna; Desprezadas, toda a viagem de suas vidas; Estará fadada ao trivial e às desgraças" (Júlio César, Tragédia).

Caro filho, não há regras ou caminhos que, se obedecidos ou seguidos, assegurarão o sucesso de sua carreira. Ninguém fará o seu caminho por você. Nenhum ser humano é capaz de viver a vida de outra pessoa. Portanto, siga o seu coração e o que ele diz. Quanto mais rápido você for às suas descobertas, melhor para você e para sua carreira.

Tome muito cuidado com aquelas pessoas que agem como se elas tivessem respostas objetivas para as questões básicas de sua carreira. Lembre-se de uma canção popular que diz: "Quem mais sabe de mim é o espelho de meu camarim."

Isso se torna mais importante quando trata de sua vida e carreira profissional. Lembre-se de que tudo na vida está em movimento veloz, inclusive seu organismo físico. O que era importante ontem para o sucesso de uma carreira, hoje é totalmente irrelevante.

Infelizmente, encontramos ainda hoje profissionais que desejam empreender carreira com as mesmas armas utilizadas no século XX. Eles não irão a lugar nenhum, caso permaneçam com as mesmas ideias, atitudes e comportamentos.

Ouso fazer-lhe uma última recomendação, a fim de tornar a sua carreira à prova de fogo:

Nunca renuncie os seus estudos, por mais ocupado ou cansado que se sinta. Mantenha os livros abertos sobre a sua mesa de trabalho. Se não puder investir na aquisição de livros, vá à uma biblioteca pública ou mesmo a uma boa livraria e leia tudo o que puder. A leitura o tornará um homem, além de sábio, admirável.

Inúmeras figuras renomadas no cenário mundial me vêm à mente no momento em que redijo esta carta:

A primeira, David Livingstone (1813–1873), médico e missionário escocês que, ao completar dez anos de idade, foi colocado para trabalhar em uma fábrica de algodão em Glasgow, Escócia. No final de seu primeiro mês de trabalho, ao receber seu pobre salário, foi a uma livraria e adquiriu uma gramática de latim, e a estudava compulsivamente em sua escola noturna.

A história relata que, quando ele retornava da escola para casa todas as noites, mesmo cansado, continuava a estudá-la apaixonadamente. Se a sua mãe não o obrigasse a ir para a cama, ele entrava pela madrugada adentro, mesmo sabendo que teria de começar a trabalhar às seis horas da manhã. Livingstone, em pouco tempo, dominou as obras de Horácio, Virgilio, botânica, medicina, teologia, entre outros saberes.

Após a conclusão formal de seus estudos, ele decidiu se tornar um missionário médico na África, atendendo apelo da Igreja Presbiteriana. O seu trabalho contribuiu para a emancipação e colonização da África. Ainda hoje, o seu exemplo é elogiado nos grandes centros teológicos — seminários de teologia, colégios bíblicos, igrejas protestantes do mundo inteiro e nos livros de história da igreja.

A segunda tem passagens bem-parecidas. É a história de Thomas Mellon (1813–1908), que imigrou com sua família para Poverty Point, Westmoreland County, Pennsylvania, Estados Unidos, aos cinco anos de idade, em 1818, e logo teve de trabalhar na pequena propriedade de seus pais. Uma propriedade de vinte e três hectares.

Em livro escrito para sua família, *Thomas Mellon and His Times*, ele diz que, quando arava a terra, mantinha sempre sobre a sua cabeça um livro precioso — a autobiografia de Benjamin Franklin. E sempre que parava para descansar de seu árduo trabalho em campo inóspito, estudava esta autobiografia com verdadeira paixão. Ele escreveu: "I had not before imagined any other course of life superior to farming, but the reading of Franklin's life led me to question this view. For so poor and friendless a boy to be able to become a merchant or a professional man had before seemed an impossibility; but here was Franklin, poorer than myself, who by industry, thrift and frugality had become learned and wise, and elevated to health and fame. The maxims of poor Richard exactly suited my sentiments. I read the book again and again, and wondered if I might not do something in the same line by similar means. I had will and energy equal to the accasion, and could exercise the same degree of industry and perseverance, and felt no misgiving except on the score talent" [Eu nunca havia imaginado um projeto melhor que o de ser fazendeiro, mas depois de ler sobre a vida de Franklin, comecei a me questionar. Como um menino tão pobre e sem amigos pudesse ter se tornado um comerciante ou um profissional era para mim algo impossível, mas aqui estava Franklin, mais pobre do que eu, o qual, por seu esforço, parcimônia e frugalidade, tinha se tornado culto e sábio, chegando ao alto da saúde e da fama. As máximas do pobre Richard transmitiam exatamente os meus sentimentos. Eu li o livro várias vezes e imaginava se eu poderia fazer algo semelhante com os meios semelhantes. Eu possuía energia e vontade para o desafio, e poderia exercer o mesmo esforço e perseverança. E não me sentia em desvantagem, talvez com exceção do talento] (Thomas Mellon, *Thomas Mellon an His Times* [1994], pág. 33).

O estudo minucioso e cuidadoso desse livro, posteriormente, mudaria a sua vida pessoal e o seu nível de influência na sociedade norte-americana. Ele se tornou uma das quatro maiores fortunas da América no final do século XIX e começo do século XX.

Nenhum indivíduo que viaje ao berço da industrialização dos Estados Unidos, a cidade de Pittsburg, Estado da Pennsylvania, deixará de constatar a força de seu caráter e influência. Algumas de suas realizações mais importantes: a criação e desenvolvimento do Mello Bank, a instalação da indústria Carborundum, a criação da Universidade Carnegie & Mellon, a aquisição da empresa de transporte ferroviário, Ligonier Valley Railroad, exploração de petróleo e de minas de ferro, entre outros negócios.

Eu, particularmente, o tenho em minha biblioteca e, quando o manuseio, o faço como se estivesse tocando nas mãos dos deuses. Costumo dizer aos meus clientes que, apesar de ter hoje uma biblioteca com mais de sete mil livros, existem certos livros que podem substituir facilmente todos os outros livros em sabedoria humana. São eles, a Bíblia Sagrada; a autobiografia de Benjamin Franklin; a biografia de Robert Wood Johnson; *The Gentleman Rebel*, de Lawrence G. Foster; *The guide for the perplexed*, de Moses Maimonides; e o *Tratado da Natureza Humana*, de David Hume. Confesso que não saberia passar um dia de minha vida sem lê-los ou consultá-los.

Prezado filho, não há nenhuma razão em nossos dias que justifique a versão apresentada por aqueles jovens que abandonaram os seus estudos ou o tratam como algo que se pudessem deixariam de lado — pobreza, necessidade de trabalhar, professores mal preparados, instalações físicas decadentes, violência e bullying na escola, entre tantas outras desculpas.

Todo jovem pode se instruir, se movido por uma força interior — o desejo de aprender e superar toda e qualquer situação. Eu falo por experiência própria. Fui um menino pobre e reconheço que jamais teria conquistado o que conquistei se não fosse a minha paixão incomensurável pelos livros. Os livros têm um poder libertário indescritível. Se um dia você se deparar com um executivo sábio e prudente, logo descobrirá que ele é um amante de livros.

Sinto-me extremamente abatido e aviltado quando pergunto a um executivo ou executiva qual foi o último livro que leu e, como resposta, obtenho a seguinte declaração: "Eu não cultivo o hábito da leitura", "Eu não tenho tempo para ler".

No meu íntimo, sei que estou tratando com um profissional de Classe C. Afinal, para manter um profissional Classe C satisfeito e dócil é necessário criá-lo alienado e sem nenhum comprometimento com a aquisição de novos saberes. No Sul dos Estados Unidos, antes da Guerra Civil, os brancos que ensinassem um escravo a ler eram severamente punidos, inclusive com a morte.

No Brasil, nos dias atuais, esse mesmo comportamento se repete em muitas de nossas empresas quando um colaborador é pego lendo um livro. Ele é imediatamente taxado de preguiçoso e de ser pago para trabalhar e não ler. A mensagem transmitida é a mesma dos senhores de escravos: "É necessário obscurecer a sua visão moral e intelectual e, na medida do possível, aniquilar o poder da razão", como escreveu o ex-escravo Frederick Bailey (Carl Sagan, *The demon-haunted world* [1995]).

A verdade é uma só: eles não compreendem o valor da educação para o seu progresso mental e material. Se compreendessem, eles fariam de tudo para estudar e se manter sempre preparados para os desafios do presente e do futuro.

Nada no presente século substitui a informação, o conhecimento e a sabedoria. Como escrevi no livro O Princípio da Sabedoria — Lições de Salomão para o Bem-Viver: "Bem-aventurado o homem que acha sabedoria e o homem que adquire conhecimento. Porque melhor é a sua mercadoria do que a mercadoria de prata, e a sua renda do que o ouro mais fino. Mais preciosa é do que os rubins; e tudo o que podes desejar não se pode comparar a ela. Aumento dos dias há na sua mão direita: na sua esquerda riquezas e honra. Os seus caminhos são caminhos de delícias, e todas as suas veredas, paz. É árvore de vida para os que a seguram, e bem-aventurados são todos os que a retêm" (Provérbios de Salomão 3. 13-18).

Meu querido filho, reconheço que você vai muito bem em sua carreira. Isso me deixa extremamente orgulhoso e feliz. Entretanto, peço-lhe: nunca se acomode em sua posição. Jamais deixe de estudar. Sob nenhuma situação diga que as oportunidades são escassas nos dias atuais. Isso não é verdade. É só você consultar a história recente e logo descobrirá que o mundo está cheio de oportunidades. Em 1990, poucas pessoas tinham um computador pessoal. Em 1981, a FedEx ofereceu pela primeira vez serviço de entrega em 24 horas. A tecnologia do fac-símile já existia, mas as transmissões eram tão lentas que nenhum conhecido meu tinha máquinas de fax. Ninguém que eu conhecesse tinha um telefone celular. A internet, da maneira como a conhecemos, não existia.

O que tínhamos, então? Usávamos máquinas de escrever. Usávamos ditafones. Usávamos telefones fixos e, quando chovia, eles ficavam completamente mudos. Não havia scanners. Não havia assistentes digitais pessoais. Não tínhamos equipamentos sem fio. Não fazíamos videoconferências. Não tínhamos iPhone, iPad, iTunes, entre inúmeras outras maravilhas do mundo moderno.

Meu querido filho, olhe para frente e veja o quanto você tem a conquistar em todas as fronteiras do conhecimento humano. Como disse Orison Swett Marden: "A regra de ouro da oportunidade está em você mesmo. Ela não está na sua sorte, nos favores de seus amigos, no seu ambiente, etc. Ela está em você, e em você apenas."

Sucesso, saúde, felicidade, progresso e muita sabedoria, meu filho!

Carta X

SEJA ÍNTEGRO E PRATIQUE A CIVILIDADE

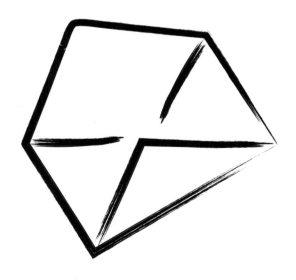

Querido filho,

Durante nossa última conversa, via Skype, você me pediu para que eu desse minha opinião sobre o grau de incivilidade do brasileiro nos dias atuais. Após refletir sobre o assunto por algumas semanas, eis a minha visão sobre essa questão.

O Brasil vive hoje um período de grave e profunda crise de civilidade. Se a sociedade não se mobilizar para estancar e debelar o assustador nível de desrespeito aos princípios básicos de civilidade humana, o país não sobreviverá como nação no futuro. As pessoas estão, pouco a pouco, destruindo sua natureza de seres humanos criados à imagem e semelhança de Deus e incorporando outra totalmente contrária à de sua criação original, fonte de sua identidade mais sublime. Francis Fukuyama, professor de economia política internacional na Paul H. Nitze School of Advanced International Studies, da Johns Hopkins University, em seu livro *Our Posthuman Future*, de 2002, descreveu da seguinte forma o momento em que vivemos: "O mundo tornou-se antinatural no mais profundo sentido imaginável, porque a natureza humana foi alterada. Ninguém leva mais a religião a sério e o cristianismo é uma lembrança distante. Ninguém sente dor, faz escolhas morais difíceis, nem faz qualquer das coisas que associamos tradicionalmente ao ser humano."

A cada novo dia somos surpreendidos com notícias de atos e crimes bárbaros praticados por pessoas das mais variadas classes sociais, inclusive daquelas mais favorecidas financeiramente. Ao mesmo tempo, o consumo de drogas — maconha, cocaína, heroína e crack, entre outras — se desenvolve assustadoramente no seio da sociedade e faz suas vítimas diariamente. Recentemente, o mundo tomou conhecimento que a herdeira milionária da Johnson & Johnson, Casey Johnson, foi encontrada morta em sua residência com sintomas aparentes de morte por overdose.

Da mesma maneira, o crime organizado cresce como erva daninha e desafia as instituições e as autoridades constituídas. É o poder paralelo dos criminosos em sua ação perversa e destruidora. O desrespeito ao próximo é evidente em todos os lugares. Em hospitais, aeroportos, repartições públicas, empresas privadas, restaurantes, supermercados, escolas públicas e particulares, faculdades, teatros, salas de cinemas, ruas e avenidas, etc.

Este é um período da história brasileira em que o tecido social nacional parece esgarçar-se com uma rapidez cada vez maior, em que o egoísmo insano, a individualidade exacerbada, a competição suja e desonesta, a mesquinhez de espírito e de alma, a avareza descontrolada e vil, o desejo de ganho rápido e sem nenhum esforço e a incapacidade de homens e mulheres se comoverem com a dor e os sofrimentos alheios parecem estar fazendo apodrecer o caráter das pessoas, a bondade, a honestidade, a generosidade, o amor, o sentimento de justiça e de altruísmo, a paciência e o respeito ao próximo de nossas vidas em sociedade incluindo o ambiente de trabalho.

Margareth Smith foi contratada por uma importante empresa multinacional do setor de tecnologia. Ela estava entusiasmada com os desafios que lhe foram confiados. Era, aparentemente, a empresa e o trabalho de seus sonhos. O ambiente era agradável e as oportunidades de crescimento muito boas. Seus colegas, sempre que solicitados, a ajudavam sem nenhuma queixa ou má vontade. E, não menos importante, seu desempenho estava à altura das expectativas do chefe. Comprovação: os bônus fluíam para sua conta bancária a cada trimestre. Seis meses após sua contratação, seu chefe a convidou para participar de uma reunião com um cliente em potencial que representava um grande volume de vendas. As chances de fecharem um contrato milionário eram as melhores possíveis. Eles saíram animados para a reunião. Mas durante o encontro aconteceu um episódio extremamente desagradável e incivilizado. O seu telefone celular tocou. Era de sua residência, mas ela não atendeu. Novamente, o seu telefone tocou e, outra vez, resolveu ignorá-lo. Na terceira ligação seguida, ela pediu desculpas e finalmente atendeu o celular. Em frações de segundo, desligou o telefone e o colocou sobre a mesa. Seu chefe, enraivecido com os insistentes telefonemas, pegou o aparelho celular e o atirou no chão, partindo-o em vários pedaços. Tudo isso na frente de um cliente. Nesse momento, ela se sentiu constrangida, aviltada e exposta negativamente a um cliente em potencial.

Sentiu que a sua voz tinha desaparecido, que os seus olhos lacrimejavam e suas mãos tremiam. Esse ato de incivilidade corporativa, conhecido também como bullying, era o começo do fim de sua carreira na empresa, como ela apropriadamente previu. A partir daquele momento, seu chefe começou a tratá-la com total indiferença e desprezo, não a consultava mais sobre assuntos de sua competência e não a convocava para as reuniões semanais. Foi demitida três meses depois.

É bem provável que você tenha ciência de tantos outros fatos, visto que eles aparecem nas manchetes da mídia escrita e eletrônica. Entretanto, desejo alertá-lo sobre questões de incivilidade nas empresas elas são reais e acontecem com grande frequência.

Querido filho, ao ingressar no mercado de trabalho você fatalmente descobrirá que algumas organizações e executivos não estão imunes a comportamentos, atitudes e ações incivilizadas. Portanto, prepare-se para conviver com eles, já que poderão fazer parte do seu universo de trabalho. Como se proteger disso? Uma das melhores maneiras é encontrar modelos superiores para imitar. Se algum indivíduo incivilizado — seja ele subordinado, par ou superior — aparecer ao longo de seu caminho, não se amedronte, não se apequene e não se desespere. Ele também poderá contribuir para o desenvolvimento e o aperfeiçoamento de seu caráter. Ensinará a você que tipo de comportamento deve evitar. Não tenha medo de agressões verbais, gestos obscenos, críticas injustas ou comentários incivilizados. Só os moralmente fracos se sentem impelidos a se defender ou se explicar aos demais. Deixe que a beleza de sua superior civilidade fale a seu favor. O bem sempre triunfa sobre o mal por mais que pensemos ao contrário. Portanto, onde quer que você esteja ou trabalhe, comporte-se sempre como uma pessoa civilizada, educada, diferenciada e digna.

A maioria dos jovens costuma se comportar de acordo com o estilo de suas tribos. É humana a tendência de imitar os hábitos, a linguagem e o comportamento daqueles com quem interagimos e nos identificamos. Adotamos, muitas vezes irrefletidamente, seus interesses, opiniões, hábitos, linguagem e conduta. Lembre-se de que, embora muitas de suas amizades possam ser bem-intencionadas, elas podem influenciá-lo negativamente. Faça e dê o que há de melhor em você mesmo e o Universo lhe compensará no seu devido tempo. Mantenha um padrão de civilidade elevado.

Nas empresas sempre existirão chefes truculentos e incompetentes que prejudicam seus subordinados. Na maioria das vezes eles desejam apenas humilhar as pessoas, subjugá-las, dominá-las e vomitar sobre elas as suas mais profundas frustrações interiores. Eles escondem dentro do peito um alto índice de carência afetiva, desconforto social, vida familiar desestruturada e filhos que são vitimados pelas drogas. Além disso, são incapazes de conviver com o próprio "sucesso" que tanto sonharam. As palavras de John Kennedy, presidente dos Estados Unidos da América, assassinado covardemente, podem nos reanimar e nos colocar em novo caminho de nossa história: "Os nossos problemas são criados pelo homem e, portanto, podem ser resolvidos pelos homens. E o homem pode ter a grandeza que quiser. Nenhum problema do destino humano está acima dos seres humanos. A razão e o espírito do homem têm muitas vezes resolvido o aparentemente insolúvel — e cremos que possam fazê-lo de novo."

Prezado filho, à luz dessas observações do dia a dia de nossas vidas e carreiras, gostaria de lhe oferecer para reflexão alguns princípios de civilidade que poderão distingui-lo de maneira superior em um mundo incivilizado:

1. Reflita e incorpore os ideais e princípios de civilidade que você gostaria de ver em ação todos os dias de sua vida. Mantenha-os sempre diante de seus olhos e habitue-se a praticá-los, independentemente do que os outros jovens, como vocês, pensam ou fazem. Lembre-se de que a única pessoa a quem você deve dar satisfação é você mesmo.

2. Seja íntegro em todos os seus afazeres. No seu lar, nunca esconda de seus pais, por mais severos que eles sejam, os seus erros e desvios. Na escola ou faculdade, não cole ou desrespeite os seus professores. Lembre-se de que os seus pais trabalham duro a fim de lhe oferecer a melhor educação que podem comprar. Cada ato de desonestidade praticado por você durante sua vida escolar ou acadêmica é um desperdício que terá um preço alto no futuro. No trabalho, desempenhe da melhor maneira possível a função para a qual foi contratado. Não aceite de você mesmo menos do que a excelência em tudo o que faz. Eu aprecio muito uma observação feita por Harry Truman, ex-presidente dos Estados Unidos, e que quero compartilhar com você: "Desde que era criança no colo de minha mãe, eu acredito na honra, na ética e que a vida honesta seja a sua própria recompensa."

3. Respeite e trate todas as pessoas que encontrar ao longo de sua vida e carreira com dignidade, do mais novo ao mais velho, do mais humilde ao mais poderoso, do mais medíocre ao mais intelectualizado, do mais ignorante ao mais civilizado. Para interagir com todos eles, é fundamental que você compreenda a alma e a natureza humana. O que é a comunicação senão a compreensão de sua mensagem pelo seu interlocutor? Além disso, não despreze as opiniões alheias. Elas também têm o seu lugar. Raramente vale a pena ser rude e não há nada mais perigoso do que uma ideia quando se tem apenas uma. Portanto, como sempre digo, cuidado com o homem de um livro só. Ele é extremamente perigoso.

4. Escute primeiro e só depois fale. É comum na juventude, e até mesmo na idade madura, desejarmos exibir os nossos conhecimentos, virtudes, competências e realizações. Porém, uma das habilidades mais importantes e exigidas de um profissional que aspira uma carreira bem-sucedida é a sua capacidade para manter a sua boca fechada. Assim você não passará aos demais um ar de arrogância. Mark Twain, escritor norte-americano, escreveu esses mesmos princípios de outra maneira: "As boas maneiras consistem em esconder o quanto pensamos bem de nós mesmos e o quanto pensamos mal dos outros." Manter a sua boca fechada tem dois propósitos distintos: primeiro, você estará mais protegido de comentários de seus inimigos; segundo, você não sabe o que o seu interlocutor fará com as suas palavras. Portanto, tenha cautela.

Carta XI

COMO SE BENEFICIAR DE UM PROJETO DE COACHING

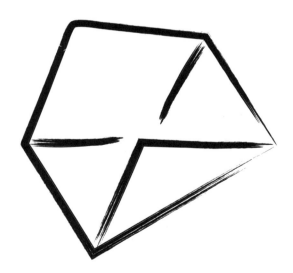

Querido filho,

Tive grande satisfação em ouvi-lo ontem à noite e saber que você está interessado em contratar um coach executivo para orientá-lo em seu atual estágio de carreira. Parabéns pela sua iniciativa!

Nos últimos anos, tenho com frequência conversado com você sobre esse mesmo assunto. Afinal, todo profissional, não importa o seu nível na hierarquia corporativa, necessita de um coach ou coaching. Quanto mais alta for a sua posição, maior será a necessidade de tê-lo. E a melhor hora para tê-lo por perto, consultá-lo e ouvi-lo sobre os mais diferentes problemas e desafios que poderão impactar sobre a sua carreira é quando todos os ventos sopram a seu favor. Isto é, quando ele é reconhecido como o melhor profissional em sua organização e o seu desempenho é considerado como excepcional sobre todos os ângulos avaliados — liderança, comunicação, visão estratégica, curiosidade intelectual, inteligência moral, social e ecológica, risco responsável, comprometimento com a contratação, retenção, desenvolvimento, reconhecimento e promoção de seus melhores colaboradores, etc.

Gosto muito da observação feita por Jim McCaffery, Chief Operating Officer, UK Department of Trade and Industry: "O coaching é mais eficaz antes que haja algum problema. O maior impacto pode estar em ajudar as pessoas a se prepararem para a promoção ou quando assumirem um novo papel de desafio. Eu vi ser muito eficaz quando alguém que tem um bom desempenho escorregou um pouco e precisa de ajuda para recuperar seu foco e sua energia. A principal coisa é obter coaching no início de forma focada."

Infelizmente, não é isso o que acontece com a maioria dos profissionais que procuram ajuda e participam de processos de coaching executivo.

Na maioria das vezes, eles somente buscam ajuda de um coach quando a sua imagem interna está desgastada, sua liderança é questionada, seu relacionamento interpessoal está comprometido, suas competências técnicas e gerenciais são colocadas em dúvida, seu grau de iniciativa, curiosidade e comprometimento estão em declínio, seu desempenho em comprovada queda, suas carreiras em processo de estagnação, entre outras questões.

Nessas condições, eles se assemelham àqueles indivíduos que somente procuram o médico quando o corpo emite sinais evidentes de doença. Em alguns casos, muitos chegam tardiamente aos hospitais para fazer o check-up que deveriam ter feito preventivamente. É uma pena, visto que eles poderiam ter diagnosticado os problemas de saúde muito tempo antes de suas manifestações.

Como profissional experiente na condução de projetos de coaching executivo, prática que empreendo desde 1986 com o nome de "Inplacement", posso afirmar com convicção sobre a sua importância para o aprimoramento e enriquecimento da vida e carreira dos profissionais envolvidos. Afinal, tenho empreendido centenas de projetos de coaching executivo para presidentes, diretores e gerentes de grandes empresas nacionais e multinacionais. Todos com sucesso absoluto.

Lembro-me com satisfação de um projeto empreendido para um profissional oriundo de uma renomada empresa multinacional norte-americana do setor de consumo popular. Submetido a um projeto de coaching executivo, seis meses após a conclusão de seu trabalho, ele foi transferido para o Centro de Pesquisa e Desenvolvimento da corporação na Suíça. Meses depois, ele foi promovido à posição de diretor corporativo global em seu campo de trabalho. Hoje, ele ocupa a posição de vice-presidente global de outsourcing.

Porém, o mais gratificante desse trabalho foi a visita inesperada de sua esposa aos nossos escritórios. Naquela ocasião, ela desejava saber o que nós tínhamos feito com o seu marido.

Indagada sobre o porquê de sua pergunta, ela declarou: "A mudança no comportamento de meu marido foi radical em todos os sentidos. Eu e os meus dois filhos temos um novo homem em casa."

Entretanto, mais importante do que ter um "Coach" é saber como tirar proveito dele — sua experiência, seu conhecimento sobre diversos saberes, seu nível de maturidade e credibilidade, sua capacidade para avaliar as pessoas sem fazer julgamentos precipitados, sua incontestável sabedoria para questionar e ouvir com genuíno interesse seus "coachees", coragem para verbalizar suas opiniões e recomendações mesmo quando elas não são facilmente aceitas.

Além disso, seu nível de conhecimento sobre a natureza humana e o seu desejo de tornar os profissionais que aconselha melhores do que quando eles chegaram em seu escritório.

O coaching executivo não pode se transformar em mera prática mercantilista. Infelizmente, esse é um perigo para as organizações que desejam implementar programas de coaching executivo. O consultor domina mecanicamente uma "tecnologia", além de não ter experiência e maturidade, e a reproduz como se fosse uma máquina de fabricar salsichas. Muitos acreditam que um curso de uma semana ou mesmo de um mês os capacitam a empreender tal trabalho.

Nesse sentido, vale lembrar as palavras de advertência de Sir Martin Sorrell, chefe executivo da WPP Group: "Se você olhar para os coaches e os mentores, eles são, em geral, pessoas que nunca lideraram empresas, então como podem lhe dizer como fazer isso?" (Steve Tappin e Andrew Cave, *The Secrets of CEO*, 2008).

Minha visão não é arrogante e muito menos diferente daquela compartilhada por executivos que se beneficiaram de trabalhos de coaching executivo, como relatou Peter Shaw, consultor da empresa Praesta Partners:

- ✔ Noel Hadden, diretor de Aprendizagem e Desenvolvimento do Deutsche Bank: "Eles devem ter um bom nível de percepção sobre si mesmos quanto às suas próprias forças e fraquezas. O treinador deve ter clareza sobre o que é seu jogo 'A' e ter uma sensação intuitiva sobre nossos negócios. Eles devem trazer uma variedade de ferramentas em seu kit de ferramentas e saber quando usá-las. Eles não devem ser uma maravilha de uma única pista. Eles precisam ser artesãos habilidosos levando seu desenvolvimento a sério e vendo o coaching como uma profissão."

- ✔ Jill King, diretor de recursos da Linklaters, firma internacional de advocacia: "É preciso muita experiência e treinamento para ser um bom treinador. Competência é um requisito. Os coaches devem fazer uma diferença real no desempenho da organização. Os coaches devem garantir que o cliente aproveite a oportunidade para chegar a um nível mais profundo."

- ✔ Philippa Charles, diretor de desenvolvimento executivo da AB Foods: "Eu não sou a favor do coaching sem conteúdo. Um bom treinador deve ser capaz de saber quando oferecer novilhos. Eles devem ser capazes de filtrar informações conflitantes e serem capazes de ver a madeira para as árvores. Eles precisam de uma boa formação profissional e têm um desejo genuíno de apoiar as pessoas."

Querido filho,

A escolha de um coach deve ser alicerçada e apoiada por profunda avaliação sobre sua competência, abrangência de seus conhecimentos, indiscutível experiência e ilibada reputação. É bom enfatizar que, pelo simples fato de um profissional se abrigar sob o guarda-chuva de uma grande empresa, seja ela nacional ou multinacional, isso não significa que ele tem as credenciais para conduzir projetos de coaching. Muitas vezes, ele apenas reproduz o conteúdo de manuais.

Aqui vale lembrar as palavras proferidas por Sócrates há 2.500 anos: "Se eu pudesse, diria Ágaton, mas acho que não será possível. Ainda que eu tivesse a resposta, não poderia simplesmente derramar meu entendimento na sua mente, como quem passa o conteúdo de um copo cheio para um vazio. Só ideias corriqueiras podem ser transmitidas desta maneira" (Ronald Gross, Socrate's Way, 2002).

Querido filho, o coaching executivo eficaz precisa satisfazer as seguintes exigências:

- ✔ Acelerar o desenvolvimento de novas habilidades, isto é, liderança, visão estratégica, comunicação, delegação, nível de desempenho dos coachees, entre outras competências.

- ✔ Retirar o profissional de sua zona de conforto — o status quo. Três circunstâncias o colocam nessa zona de conforto: longa permanência na mesma posição (3,5 anos); falta de objetivos pessoais e de carreira; ausência de novos desafios e de oportunidades de progresso na empresa.

- ✔ Ajudar na construção de novo comportamento e postura em seu dia a dia de trabalho — cultivo de novas atitudes.

- ✔ Promover mudanças profundas e substanciais, inclusive de conteúdo. Fazer coaching é jogar-se no oceano das mudanças de maneira consciente e responsável. É reinventar a vida e a carreira. É despojar-se de todas as ineficiências e incorporar novos comportamentos. Essa mudança somente será eficaz quando ela se processa internamente — uma mudança radical de mente. Se essa transformação não ocorrer, é pura perda de tempo e de dinheiro.

Além disso, o coaching executivo tem de satisfazer três elementos distintos:

Primeiro: Empreender um assessment profundo sobre o profissional.

O assessment é um diagnóstico apurado e meticuloso sobre a atual situação do coachee e de seu nível de habilidades. Nesse instante, como que diante de uma máquina de ressonância magnética, as seguintes perguntas devem ser respondidas:

- ✔ Como você se vê a si mesmo?
- ✔ Como os outros lhe veem?
- ✔ Quem são os seus defensores?
- ✔ Quem são os seus inimigos?
- ✔ Que nível de conhecimento você tem da dinâmica e do jogo político em sua organização?
- ✔ Quais são os seus pontos fortes?
- ✔ Quais são as suas vulnerabilidades?
- ✔ O que o distingue no mercado de trabalho?
- ✔ Como você se mantém up to date em seu campo de trabalho e negócios?
- ✔ Quais são as suas competências mais visíveis?
- ✔ Qual é o seu estilo de liderança, entre centenas de outras perguntas.

Segundo: Identificar os desafios e fazer as correções.

Um dos objetivos do coaching é ajudar o profissional a identificar seus desafios e a superá-los rapidamente com sabedoria.

Esses desafios podem ser de ordem interna ou externa:

- ✔ Resistência às mudanças.
- ✔ Falta de habilidades na condução de reuniões.
- ✔ Despreparo para o exercício pleno da posição que ocupa atualmente.
- ✔ Desavença estratégica com o superior imediato.
- ✔ Inabilidade política.
- ✔ Administração ineficaz do tempo.
- ✔ Formação e desenvolvimento de equipes, entre inúmeros outros pontos.

Durante essa fase, inúmeras perguntas podem ajudá-lo na condução desse exercício:

- ✔ Existem obstáculos externos que podem comprometer a execução das tarefas propostas?
- ✔ Essas tarefas ampliam suas habilidades e nível de conhecimento?
- ✔ Os desafios propostos o conduzirão ao sucesso ou insucesso?
- ✔ O que você faz quando se depara com os obstáculos?

Terceiro: Apoio na construção do novo profissional.

O profissional terá de trabalhar junto de seu coach, a fim de se desenvolver em todos os sentidos. E, uma vez elaborado o plano de trabalho de sua renovação pessoal, trabalhar duro.

Nesse caso, você poderá tirar inestimável proveito de seu coach nos seguintes pontos:

- ✔ Ele pode ouvi-lo e ajudá-lo ao longo do caminho à medida que você implementa seu projeto de renovação.
- ✔ Ele pode encorajá-lo em momentos de desânimo, algo muito comum durante o processo de coaching.
- ✔ Ele pode celebrar com você suas conquistas durante e depois do processo de coaching, entre outros tipos de apoio.

Querido filho, este artigo não esgota o assunto ora discutido, visto ser muito ampla a abrangência e escopo da natureza do trabalho de um coach. Entretanto, pretendo introduzi-lo em sua pauta de reflexão e ação.

Se você deseja empreender um trabalho de coaching eficaz e transformador, sugiro que, antes de fazê-lo, visite uma boa livraria, adquira o melhor livro sobre o assunto e estude-o com total comprometimento. Evite a superficialidade. Afinal, é a sua carreira e o seu futuro profissional que estão em jogo. Cuidado para não se impressionar com o *hard sell* do coach. Ele poderá se tornar enganoso e falacioso. Portanto, proteja o seu bolso e a sua carreira.

Carta XII

FOI DEMITIDO? DON'T WORRY, BE HAPPY

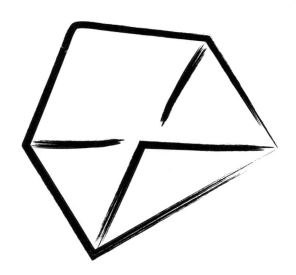

Querido filho,

Conversando ontem à noite com sua mãe por ocasião de nosso jantar, ela me disse que conversou longamente com você sobre diferentes assuntos: a nova casa que adquiriu, a escola e o excelente desempenho de seus filhos em país estrangeiro, o excepcional nível de qualidade de vida em sua cidade e, também, sobre a sua rápida adaptação ao novo ambiente de trabalho, apesar das mudanças abruptas.

Ela me contou ainda que, a despeito de seu excelente nível de vida, você manifestou preocupação com as recentes demissões ocorridas em sua organização — cerca de 1.950 — que atingiram todos os níveis hierárquicos — vice-presidentes, diretores, gerentes, coordenadores e colaboradores de chão de fábrica.

Esse é um número significativo de profissionais demitidos e jamais visto anteriormente ao longo de toda a secular história de sua empresa atual. Passada essa tempestade corporativa, todos os colaboradores remanescentes estão perplexos, confusos, inseguros. E, abertamente, manifestam o interesse em abandonar a empresa o mais rápido possível.

Querido filho, compreendo a sua legítima preocupação nesse momento de sua carreira e de seus colegas — superiores, pares e subordinados. Afinal, esse é um comportamento natural observado em todo profissional, mesmo que ele tenha alto nível de empregabilidade no mercado, excelente formação acadêmica, ampla rede de relacionamento e registro de competência superior em todas as atividades empreendidas.

Diante de tal quadro, sugiro que mantenha sempre em sua mente as seguintes palavras: "Quando os problemas da vida parecem insuportáveis, olhe em volta e veja com o que as outras pessoas estão lidando. Você vai se considerar um afortunado" (Ann Landers, pseudônimo de Esther Pauline Friedman Lederer [1918–2002], jornalista e escritora norte-americana); "O caos frequentemente cria vida, enquanto a ordem cria hábitos" (Henry Brooks Adams [1838–1872], historiador, jornalista e novelista norte–americano).

Em outras palavras, sua preocupação circunstancial é infinitamente menor se comparada a de inúmeros outros profissionais que não têm perfil tão competitivo quanto o seu, não desfrutam de amplo e saudável apoio familiar, não gozam de uma ampla rede de amigos, nunca tiveram a oportunidade de empreender uma carreira internacional e também não têm uma situação financeira tão estável quanto a sua. Como diziam os seus avós: "Você é um afortunado, meu menino." Ou como lhe disse o seu vice-presidente de marketing: "Você é uma benção de Deus."

Felizmente, muito cedo você aprendeu com seus pais a valorizar o estudo contínuo, o cultivo das boas amizades e a administração responsável de cada centavo que ganha. Creio que você se lembra de algumas recomendações que eu mesmo lhe fiz: "Busque o conhecimento e a sabedoria"; "Cerque-se de bons amigos"; "Fuja dos invejosos e dos pobres de espírito"; "Cuide de seus centavos e os milhões cuidarão deles próprios"; "O homem honesto é aquele que sabe que não pode consumir mais do que ele produziu"; "Tenha sempre aplicado em banco de primeira linha o equivalente a dois anos de salário", entre tantas outras.

Querido filho, nunca tema uma demissão por maiores que sejam os aborrecimentos e as incertezas que ela pode acarretar temporariamente. Você há de se lembrar que eu lhe disse inúmeras vezes que a demissão é uma benção verdadeiramente divina. Ela é uma oportunidade que Deus lhe dá para você produzir uma das maiores e mais profundas transições na vida — a mudança de si mesmo, a fim de se tornar um profissional ainda maior e melhor.

Costumo ilustrar essa minha afirmação com a história que li há muitos anos sobre Arthur Rubinstein, pianista polonês e judeu, naturalizado norte-americano, mundialmente conhecido como um dos melhores pianistas do século XX, por seu desempenho de Chopin e Brahms.

Certa ocasião, seus amigos planejaram fazer-lhe uma grande homenagem em um badalado restaurante de Nova York. Tudo havia sido planejado meticulosamente. Portanto, tudo deveria ocorrer dentro de parâmetros de excelência. Afinal, o homenageado era obcecado pela excelência em tudo o que fazia.

Todos os seus amigos chegaram ao restaurante na hora acordada. Arthur Rubinstein, entretanto, atrasou por duas horas a sua chegada e manifestou um comportamento totalmente diferente. Ele parecia ser outra pessoa.

No final da homenagem, um de seus admiradores perguntou-lhe o que tinha acontecido para ele apresentar um comportamento tão diferente daquele que sempre apresentou ao longo de sua vida. Rubinstein, então, lhe respondeu: "Tenho bons motivos para me comportar de maneira tão diferente. Antes de vir para nosso encontro, eu fui ao cartório fazer o meu testamento. Quando o escrivão me deu o livro para que eu lesse o testamento antes de assiná-lo, descobri que eu não estava nele. Nesse momento, disse para mim mesmo: a partir de agora eu vou cuidar melhor de mim."

Querido filho, a demissão deve se tornar esse "turn point" na vida de um profissional comprometido com o futuro de sua carreira, não importa o seu nível na hierarquia corporativa. Daí a minha tese, "A demissão é uma benção divina. A demissão é uma oportunidade que Deus dá a todo profissional para que ele se recrie em todos os sentidos e ângulos da vida — pessoal, familiar e profissional".

Infelizmente, meu filho, o comportamento da maioria dos profissionais demitidos é bem diferente. Eles ambicionam apenas encontrar um novo emprego, mesmo que ele não seja o emprego dos sonhos. Fazer uma reflexão mais aprofundada das causas geradoras da demissão, de suas vulnerabilidades gerenciais e de seus "blindspots" é algo que está fora de qualquer cogitação. Eles se satisfazem simplesmente com um currículo bem elaborado e um treinamento sobre técnicas de entrevista em vídeo.

Essa é uma atitude lastimável, visto que eles desperdiçam um dos melhores momentos da vida e da carreira. Gosto muito de uma observação feita por Antoine de Saint-Exupéry, novelista francês: "Uma pilha de pedras deixa de ser uma pilha de pedras no momento em que um homem a contempla, criando dentro de si a imagem de uma catedral."

Querido filho, a fim de orientá-lo sobre essa questão — a demissão —, se ela um dia ameaçar bater a sua porta, recomendo:

Primeiro: Vá para o seu trabalho todos os dias preparado para receber a notícia de sua demissão.

Nenhum profissional por melhor que ele seja está imune de passar por ela. Portanto, você não é exceção. Quero frisar que a posição que você ocupa atualmente não é de sua propriedade. Ela pertence única e exclusivamente ao seu empregador. Você tem apenas um contrato de trabalho — essa é uma relação puramente jurídica. Portanto, a qualquer momento ele pode ser quebrado.

Segundo: Nunca confunda a sua vida pessoal com a sua empresa ou posição.

Se o fizer, você pagará um altíssimo preço. E esse preço não compensa em nenhuma hipótese. Bertrand Arthur William Russell (1872–1970), filósofo, matemático e historiador britânico, com grande sabedoria escreveu: "Um dos sintomas da aproximação de uma crise pessoal é a crença de que o seu trabalho é terrivelmente importante."

Terceiro: Mantenha o seu currículo permanentemente atualizado.

Tenho visto em meu trabalho consultivo — outplacement, patrocínio pessoa jurídica — que a maioria dos profissionais não valoriza tal recomendação até que sejam surpreendidos com a notícia da demissão. Além disso, sugiro que você tenha um diário com tudo o que empreendeu e os resultados que conquistou. Lembre-se da sábia observação de Baltasar Gracián: "Não tenha dias de descuido. A sorte gosta de nos pregar peças e acumulará todas as coincidências para nos pegar desprevenidos. Sempre hão de estar a postos a inteligência, o bom senso e a coragem, até mesmo a beleza, pois o dia de seu despreparo será o dia de seu descrédito. Sempre faltou o cuidado quando mais necessário teria sido, porque o não pensar é a rasteira que nos faz cair."

Quarto: Controle o seu destino. Você é o único agente responsável pela gestão de sua carreira.

Você, inúmeras vezes, me ouviu dizer: "O seu valor para o seu chefe é o grau de sua utilidade." Você ainda me ouviu falar: "Nenhum chefe vai para a cama à noite pensando em seu subordinado — como desenvolvê-lo, promovê-lo, reconhecê-lo, torná-lo visível à alta administração da organização, prepará-lo para que o substitua." Se eles existem, quero que você me apresente imediatamente. Quero conhecê-los. Com palavras objetivas: no dia em que você não for mais útil a ele ou a organização, você será descartado como um jornal da última semana.

Nesse sentido, sugiro que reflita sobre as palavras de Gloria Steinem, jornalista, ativista social e palestrante norte-americana: "As pessoas perdem mais tempo esperando que alguém tome as rédeas de suas vidas do que o fazem em qualquer outra atividade."

Quinto: Mantenha-se visível no mercado de trabalho, sempre!

Falando aberta e objetivamente, você deve procurar um novo emprego quando está por cima e não quando está na lona. Portanto, invista tempo no seu marketing pessoal — participe de câmaras de comércio, associação de ex-alunos, clube social, igreja, partido político, sindicato patronal, lecione em faculdade, faça palestras sobre assuntos que domina, escreva para revistas e jornais, publique um livro, etc.

Sexto: Invista continuamente na aquisição de novos saberes.

Leia pelo menos um bom livro por mês. Participe de cursos que contribuam verdadeiramente para o seu crescimento pessoal e profissional. Converse com pessoas cultas, preparadas e inteligentes. Evite os indivíduos medíocres, eles são a maioria — evite não, corra deles. Viaje a lugares diferentes e enriqueça sua mente. Tenha bons mentores. Leia diariamente os jornais de sua cidade. Pesquise sobre assuntos de seu interesse na rede mundial de computadores. Visite pelo menos duas vezes por mês uma boa livraria.

Sétimo: Nunca olhe para trás, se for demitido.

Simplesmente achamos que há tantos motivos para olhar com otimismo para o futuro que não há sentido algum em pensar no que poderíamos ter feito — não faz diferença alguma. O que quero dizer é que só é possível viver a vida olhando para a frente. Portanto, lembre-se da mulher do episódio bíblico que virou estátua de sal simplesmente porque olhou para trás, a despeito da ordem divina para não fazê-lo — "Havendo-os levado para fora, disse um deles: Livra-te, salva a tua vida; não olhes para trás", "E a mulher de Ló olhou para trás e converteu-se em uma estátua de sal" (Gênesis 19. 17 e 26).

Infelizmente, ao longo de minha carreira tenho me deparado com inúmeros profissionais demitidos que nunca aceitaram a demissão — eles falam mal da empresa, desejam mal a seus ex-superiores, deixam de comprar os produtos da empresa onde trabalharam, entre outros comportamentos que não contribuem em nada para o seu crescimento. Eles, em vez de concentrarem seus pensamentos, forças e energias olhando para o futuro, passam meses olhando para o passado e se comportam como se fossem vítimas indefesas. Eles não são vítimas, mas protagonistas da própria demissão.

Cuidado com os "blindspots" que poderão contribuir para o descarrilamento de sua carreira:

Todos nós temos os nossos "blindspots". Entretanto, poucos profissionais desejam identificá-los e corrigi-los. A maioria prefere jogá-los para debaixo do tapete ou praticar o autoengano.

Robert B. Shaw, em seu trabalho *Leadership Blindspots*, identificou os "blindspots" mais comuns e visíveis que podem contribuir para o descarrilamento de uma carreira:

- ✔ Superestimar sua habilidade estratégica.
- ✔ Valorizar mais o estar certo que o ser eficaz.
- ✔ Falhar no equilíbrio entre o "que" e o "como".
- ✔ Não perceber seu impacto nos outros.
- ✔ Acreditar que as regras não se aplicam a você.
- ✔ Pensar que o presente é o passado.
- ✔ Falhar em focar aqueles poucos pontos vitais.
- ✔ Esquecer de exercitar sua habilidade de trabalhar em equipe.
- ✔ Superestimar o talento de sua equipe.
- ✔ Evitar a conversa difícil.
- ✔ Confiar nas pessoas erradas.
- ✔ Não desenvolver sucessores verdadeiros.

- ✔ Falhar na conquista de corações e mentes.
- ✔ Perder o contato com o chão de fábrica.
- ✔ Tratar informação e opinião como fatos.
- ✔ Ler o cenário político de maneira incorreta.
- ✔ Colocar a ambição pessoal antes da empresa.
- ✔ Agarrar-se ao status quo.
- ✔ Subestimar seus concorrentes.
- ✔ Ser excessivamente otimista.

Querido filho, felizmente a sua carreira não está ameaçada e há excelentes oportunidades para você. Entretanto, sugiro que faça um exame rigoroso sobre seus "blindspots". Essa é a melhor hora para fazê-lo. Não tenha medo de examinar a si mesmo no espelho ou pedir a ajuda de um coach, mentor ou mesmo um consultor que você respeite.

Aconselhar-se, meu filho, não diminui em nada a sua grandeza nem depõe contra a sua capacidade e talento pessoal; ao contrário, aconselhar-se bem constitui uma prova dela. Salomão, político e intelectual judeu, em um de seus Provérbios diz: "Onde não há conselho, fracassam os projetos, mas com os muitos conselheiros há bom êxito" (Provérbios 15.22).

Oitavo: Demita o seu empregador, se você não está satisfeito com o seu trabalho e a sua vida está desbalanceada.

Por favor, faça algo que você ama de verdade e sente prazer em sair de casa todos os dias pela manhã para empreendê-lo. Nenhum trabalho, por maior que seja o seu salário, bônus e benefícios, compensa uma vida em completo "turmoil".

Certa ocasião, li o seguinte comentário: "O trabalho pode criar um desequilíbrio na sua vida. Algumas posições exigem atenção constante e não lhe darão oportunidade de ter um estilo de vida equilibrado. O resultado é frequentemente uma esposa infeliz, filhos indisciplinados, ausência de vida social e uma vida miserável. Se você está recebendo um retorno de seu trabalho parecido com o do capitão do Titanic, então você deve fazer algo para mudar seu estilo de vida."

Querido filho, aqui estão alguns sinais indicativos de que a vida de um profissional está fora de sincronicidade:

- ✔ Você detesta ir ao trabalho praticamente todas as manhãs.
- ✔ Você não gosta desse trabalho porque não pode expressar seu lado criativo.
- ✔ Sua principal motivação para continuar nesse emprego é aguentar mais cinco ou dez anos até coletar uma boa aposentadoria.
- ✔ Você se casou com seu trabalho, sua vida é só trabalhar sem descanso.
- ✔ Você não se lembra da última vez que ficou excitado por seu trabalho.
- ✔ Seu trabalho está prejudicando sua saúde com problemas de insônia, estresse excessivo e falta de tempo para relaxar.
- ✔ Às cinco horas da tarde do domingo, seu nível de estresse sobe dramaticamente porque na segunda-feira você tem que voltar ao trabalho.
- ✔ Você não tem nada de bom a dizer sobre sua empresa, apesar de ela recentemente ter sido incluída entre as 100 melhores empresas do Brasil.
- ✔ O que antes você tolerava em seu trabalho agora o deixa bravo.
- ✔ Está difícil para você justificar sua existência, etc.

Querido filho, ao examinar os sinais acima descritos, vale a pena refletir sobre as palavras de George Horace Lorimer (1867–1937), jornalista, autor norte-americano, editor do The Saturday Evening Post, que escreveu: "É bom ter dinheiro e as coisas que o dinheiro pode comprar; mas é bom, também, checar de vez em quando e se assegurar de que você não perdeu as coisas que o dinheiro não pode comprar."

Nono: Celebre cada momento e evento de sua vida.

Se a demissão eventualmente vier a ocorrer algum dia em sua vida profissional, lembre-se do que escrevi no início desta carta. Ela é uma bênção divina e não o castigo de um superior imediato ou de uma "organização capitalista perversa". Como já lhe disse, nunca acreditei que um superior imediato ou uma organização tivesse prazer na demissão de um colaborador. Em geral, é o próprio colaborador que se autodemite ao longo de semanas, meses ou até mesmo anos, por mais que ele resista a admitir tal fato publicamente.

Recentemente, conduzi um Programa de Recolocação para cinquenta profissionais de uma grande empresa multinacional europeia. Durante o nosso trabalho ouvi o depoimento de um dos demitidos que ilustra e contribui para a validação dessa minha convicção. Segundo ele, inúmeras vezes saiu de casa para ir ao trabalho e no meio do caminho mudava de ideia e ia diretamente para um posto de saúde fingindo-se doente a fim de obter um atestado de saúde que o abonasse. Agora, demitido, sentia-se muito feliz. Indago: quem o demitiu? Ele ou a empresa?

Querido filho, celebrar a vida significa agradecer a Deus diariamente por tudo o que nos acontece de bom ou mal. É lembrar-se das palavras do poeta judeu que disse: "Deus é o nosso refúgio e fortaleza, socorro bem presente no dia da angústia. Pelo que não temeremos, ainda que a terra se mude e ainda que os montes se transportem para o meio dos mares. Ainda que as águas rujam e se perturbem, ainda que os montes se abalem pela sua braveza..."

Celebrar a vida significa não aceitar a vida e a carreira como obras completas. Nas palavras de David L. Dotlich, chairman of Pivot Leadership: "O único modo de se tornar um líder completo é desenvolver um que ainda seja incompleto [...] Portanto, manter a atitude que você ainda é incompleto lhe mantém desperto e o faz uma pessoa melhor."

Celebrar a vida significa valorizá-la em todas as suas dimensões e extrair de cada situação o que de melhor ela nos oferece.

Celebrar a vida significa olhar para o raiar de um novo dia, de uma nova vida e de uma carreira de sucesso.

E, por último, gostaria de trazer à sua memória um dos muitos conselhos que lhe tenho dado ao longo de sua carreira: "O profissional que tem medo de perder o seu emprego é porque não vale o emprego que tem."

Celebre a vida, meu filho. A carreira executiva é muito curta e a vida também. Não deixe para vivê-la amanhã. Afinal esse amanhã pode nunca chegar. Portanto, sugiro que você cante a linda canção de Bobby McFerrin, Don't Worry Be Happy.

Aqui está uma pequena canção que eu escrevi
Você pode querer cantar nota por nota
Não se preocupe, seja feliz

Em toda vida nós temos alguns problemas
Mas quando você se preocupa, você duplica
Não se preocupe, seja feliz

Não se preocupe, seja feliz agora
Oo, ooo...

Não tenho lugar para colocar sua cabeça
Alguém veio e levou sua cama
Não se preocupe, seja feliz

O senhor da terra diz que seu aluguel está atrasado
Ele pode ter que litigar
Não se preocupe, seja feliz

Olhe para mim, sou feliz

Não se preocupe, seja feliz

Deixe-me te dar meu número de telefone
Quando você se preocupar, me ligue, eu te farei feliz
Não se preocupe, seja feliz

Não tenho dinheiro, não tenho estilo
Não tenho garotas para te fazer sorrir
Não se preocupe, seja feliz

Porque quando você se preocupa, seu rosto vai franzir a testa
E isso vai derrubar todo mundo
Então não se preocupe, seja feliz

Não se preocupe, seja feliz agora
Oo, ooo...

Não se preocupe, não se preocupe, não faça isso, seja feliz
Deixe o sorriso no seu rosto
Não traga todo mundo para baixo assim

Não se preocupe, as pessoas vão passar em breve
O que quer que seja

Não se preocupe, seja feliz

Não estou preocupado, estou feliz

Um beijo de seu orgulhoso pai.

Carta XIII

ESCOLHA DA PROFISSÃO CERTA

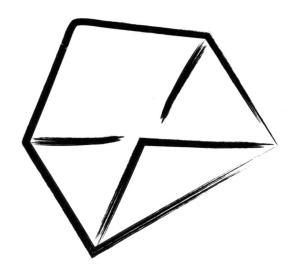

Querido filho,

É sempre muito agradável conversar com você, visto que instiga minha mente a pensar de maneira profunda sobre diferentes assuntos relacionados à carreira executiva. Em um de nossos últimos diálogos, você me questionou de maneira inesperada sobre a importância da escolha de uma profissão e carreira.

Lembrava-me você que todos os anos milhões de estudantes universitários são confrontados com uma das mais difíceis escolhas impostas pela vida — a escolha da profissão e carreira. E, acrescentou, ainda: "São raríssimos os jovens que dedicam tempo ao estudo, à pesquisa e à discussão sobre o assunto. Na verdade, muitos não têm a menor ideia de como o mundo opera lá fora. Consequentemente, é bem provável que sofram inúmeros reveses, decepções e fracassos ao longo da vida e carreira."

Posteriormente, ao refletir sobre esse seu comentário, lembrei-me das palavras de um profissional em tom de desabafo: "Por muito tempo, eu tenho tido empregos ou carreiras que trouxeram prestígio ou segurança ou recompensas remunerativas, mas têm pouco ou nenhum espírito neles. Ninguém nunca me disse antes que é essencial para o meu próprio bem-estar, bem como para o mundo, para eu estar fazendo um trabalho que eu amo e para o qual sou naturalmente dotado. Comentários como 'É apenas o seu trabalho, não é a sua vida' foram muito comuns. Ninguém nunca me entendeu quando insisti que para mim o trabalho não é apenas um trabalho, que deve ter um componente espiritual."

Querido filho, a sua percepção não difere em nada da minha observação e experiência adquirida ao longo de mais de quarenta anos de vida consultiva, aconselhando executivos em transição de carreira — outplacement —, assessment e coaching executivo. Posso lhe afirmar que 97% dos profissionais desse país jamais leu um livro sobre a importância do planejamento da carreira e a importância da escolha da profissão certa. Como costumo dizer, eles conduzem suas vidas e carreiras sem um mapa de voo (hoje, um GPS) para orientá-los ao longo do caminho. Por isso a maioria não vai além das posições medianas. É uma pena, uma vez que poderiam ter galgado posições com maior nível de status, visibilidade, influência, poder e contribuição dada à sociedade.

Como estudante desse assunto, tenho plena certeza que muitos universitários escolhem as suas profissões por influência direta dos pais ou simplesmente porque desejam agradá-los como se eles pudessem viver por eles. Quando isso acontece, eles correm o sério risco de ficarem entediados e decepcionados em vez de energizados com a faculdade, os professores, as matérias que estudam e a área de trabalho que escolheram.

Outros, porque determinadas profissões são mais valorizadas pela sociedade ou estão na pauta do dia. Portanto, tornam-se mais atraentes.

E outros, ainda, porque ambicionam fazer fortuna rápida, isto é, empreendendo carreira na área financeira em bancos de investimento, em empresas de "venture capital" e "private equity", entre tantos outros motivos que em longo prazo podem se transformar em verdadeiros pesadelos humanos.

Nesse sentido, vale lembrá-lo as palavras de Ashley Montagu (1905–1999), antropólogo e humanista inglês: "A mais profunda derrota pessoal sofrida pelos seres humanos é constituída pela diferença entre o que era capaz de se tornar e o que de fato se tornou."

Ressalto ainda as sábias palavras de advertência de Walt Whitman: "NOT I — NOT ANYONE else, can travel that road for you. You must travel it for yourself" ["Nem eu, nem outra pessoa, pode seguir essa estrada por você. Você deve passá-la por você mesmo", em tradução livre]. E acrescento a essa advertência, as palavras de Thomas Carlyle: "It is the first of all problems for a man (or woman) to find out what kind of work he (or she) is to do in the universe" ["O primeiro de todos os problemas para um homem (ou mulher) é descobrir que tipo de trabalho ele (ou ela) deve fazer neste mundo", em tradução livre].

Querido filho, quando um jovem toma a decisão de escolher uma profissão simplesmente porque um amigo, um primo, um tio ou até mesmo o próprio pai ganharam ou ganham muito dinheiro, ele amplia as suas chances de levar uma vida frustrada. É impossível ser bem-sucedido na vida quando se vive a vida de outra pessoa.

Quando jovens aspirantes a uma carreira profissional de sucesso escolhem sua profissão pelos motivos comprovadamente errados, eles quase sempre terminam muito mal. Isto é, eles colhem apenas frustrações, ressentimentos, decepções, desencantos e até mesmo a pobreza.

Aprecio muito os conselhos transmitidos por duas figuras ilustres do mundo corporativo. Peço-lhe que reflita sobre eles para o seu próprio benefício, hoje e no futuro também.

O primeiro, de Steve Jobs (1955–2011), cofundador da Apple Inc., que em discurso aos formandos da Stanford University, Califórnia, 2005, disse: "O seu tempo é limitado, então não o gaste vivendo a vida de outro alguém. Não fique preso pelos dogmas, que é viver com os resultados da vida de outras pessoas. Não permita que o barulho da opinião dos outros cale a sua própria voz interior. E o mais importante: tenha coragem de seguir o seu próprio coração e a sua intuição. Eles de alguma maneira já sabem o que você realmente quer se tornar. Todo o resto é secundário."

O segundo, de Warren Buffett, um dos homens mais ricos do mundo, que em entrevista a Georgia Tech Alumni Magazine, 2003, disse: "Você deve fazer o que ama." Você precisa ter paixão pelo seu trabalho. Se não tiver, faça outra coisa. [...] Contanto que esteja fazendo o que gosta, não fará nenhuma diferença se você ganhar 10 milhões de dólares, 100 milhões ou apenas um milhão. Você deve querer ter o suficiente para poder fazer a maioria das coisas de que gosta na vida. Isso não requer uma fortuna.

Querido filho, a escolha de sua profissão e carreira é uma decisão extremamente importante tanto para o seu presente como também para o seu futuro. Portanto, não a trate de maneira displicente e sem o rigor que ela merece. Essa escolha deve ser sempre feita de maneira cuidadosa, criteriosa, científica e levando em consideração as suas aptidões, habilidades, ambições, recursos, limitações, valores, objetivos, entre outras questões.

A escolha de uma carreira feita em desarmonia com as suas habilidades e competências acaba sempre em ineficiência, falta de entusiasmo, insatisfação com o que você realiza, baixos salários e raríssimas promoções. Em contrapartida, quando a sua escolha está em harmonia com a sua verdadeira natureza, seu entusiasmo aflora, seus olhos brilham, seu amor pelo trabalho aumenta, sua ambição cresce, seu pacote de remuneração é ampliado e as suas promoções fluem de maneira rápida — uma nova promoção a cada dois anos e meio em média.

Sim, querido filho, acredito que se você escolher corretamente a sua profissão e amar realmente o que faz, a parte mágica acontece organicamente. Você vai para o trabalho e trabalha mais duro do que o seu colega ao lado, pois adora o que faz, como observou Leander Kahney, editor da revista eletrônica Wired.com.

A escolha da profissão certa se baseia em três princípios distintos:

1. Uma compreensão clara sobre você mesmo — suas habilidades, interesses, ambições, recursos, limitações, aptidões, objetivos, vulnerabilidades, valores, filosofia de vida.

2. Conhecimento profundo das exigências e condições para o seu sucesso profissional, vantagens e desvantagens, compensações, oportunidades e tendências nas diferentes áreas do mercado de trabalho.

3. Um entendimento profundo e verdadeiro da relação dos fatores acima citados.

Querido filho, todo jovem precisa de ajuda na compreensão e discussão sobre essas questões. Ele necessita coletar e analisar todas as informações possíveis sobre o assunto. Ele carece de ajuda de pessoas experientes e sábias que possam orientá-lo na escolha da profissão certa. Quanto mais informações ele for capaz de obter de diferentes fontes — observação, leitura, pesquisa, conversa com conselheiros experientes, professores, consultores especializados no aconselhamento sobre carreira, cursos, etc. —, melhor para ele e para o seu futuro também.

Espero que oriente de maneira clara aqueles jovens que se aproximam de você em busca de aconselhamento. Nunca negue-lhes a sua ajuda e orientação. Siga o exemplo de seu pai.

Carta XIV

A IMPORTÂNCIA DO FEEDBACK

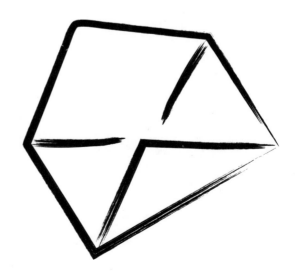

Querido filho,

Quero que você saiba que tenho grande orgulho de tê-lo como filho. A sua curiosidade sobre diferentes assuntos e saberes me fascina. O seu amor pelo trabalho duro e inteligente me anima. O seu espírito conciliador e solidário me enriquece tremendamente. A sua capacidade de solucionar problemas complexos expressa de maneira inequívoca o poder de seu raciocínio lógico e a sua capacidade de pensar fora da caixa. A sua preocupação constante com o seu autodesenvolvimento e crescimento profissional é contagiante e extremamente louvável. A sua vontade de empreender uma agenda de feedback justa, clara e objetiva revela sua responsabilidade gerencial.

Querido filho, a despeito de todas as virtudes pessoais e profissionais que exibe ou que venha a adquirir, quero chamar sua atenção para uma questão de extraordinário valor para todo e qualquer profissional — o feedback. Acredito que de uma maneira ou de outra já discutimos sobre esse assunto em uma de nossas animadas conversas. De qualquer maneira, desejo voltar à discussão dessa matéria nessa carta.

Acredito que você saiba que uma das coisas mais difíceis da vida é nos vermos como os outros nos veem. Quando recebemos um feedback negativo, comumente nos tornamos propensos a reagir de maneira defensiva — desafiamos a validade das críticas ou a autoridade dos críticos. Todavia, se formos capazes de encarar as críticas de maneira objetiva, o feedback pode se transformar em poderoso instrumento de aperfeiçoamento de nossas habilidades de liderança. Desejo que mantenha permanentemente em sua mente as palavras de Mark Twain (1835–1910), humorista e escritor norte-americano: "Todos nós somos como a lua. Temos um lado escuro que não queremos que ninguém veja."

Querido filho, é precisamente esse lado escuro que temos de iluminar e eliminar de nossas vidas e carreiras. Esses "blindspots" podem contribuir imperceptivelmente para o descarrilamento de nossas carreiras. Portanto, se não formos alertados sobre eles e suas consequências, poderemos pagar um alto preço. Daí a necessidade de feedback. Como você sabe, o maior problema que se costuma encontrar nas organizações é o uso da cautela excessiva. Não raro, devido ao nosso receio de "magoar" as pessoas, elas não são informadas de que coisas poderiam ajudá-las a se comportar mais eficazmente. Como resultado, o problema é perpetuado e elas acabam sendo magoadas mais tarde quando são demitidas, rebaixadas ou informadas que valem menos para a organização do que se havia imaginado, como observou Lou Barnes, professor da Universidade de Harvard.

Querido filho, para que um profissional progrida em sua carreira e contribua positivamente para o desenvolvimento e avanço da carreira de seus pares e subordinados, ele deve aprimorar a sua habilidade de comunicação em todos os níveis de sua organização, inclusive ao fornecer feedback.

Como sabemos, todos os esforços direcionados a objetivos comuns ou metas coletivas necessitam do monitoramento de comportamentos para assegurar o desempenho individual e grupal. Portanto a modelagem de comportamento e educação das pessoas passam impreterivelmente pelo processo de feedback, condição fundamental para o exercício da liderança extraordinária.

O processo de feedback está intimamente relacionado às questões que respondem a seguinte indagação: "Como estou?" Para ser eficaz no exercício e condução de seus trabalhos, todo profissional deve ser movido pelo desejo de ajudar os outros na execução de suas atividades e cumprir com zelo suas responsabilidades. Isto é, reforçando de maneira inteligente comportamentos positivos ou corrigindo comportamentos indesejáveis. Para tanto, é necessário adotar o processo de feedback a fim de ganhar a confiança e o respeito — condição básica, pois o feedback, para ser útil, é necessário que aquele que o recebe possa compreendê-lo, aceitá-lo e especialmente incorporá-lo em novos comportamentos.

Dar e receber feedback é parte necessária de qualquer relacionamento profissional. Sem ele ficamos privados de referências para nortear o nosso desempenho e comportamento. Quanto mais contínuo é o processo de feedback, maior é seu efeito, pois ele favorece, além dos comportamentos desejados, a constante aquisição de novas habilidades. Quando desenvolvemos nossas habilidades em praticar feedback, criamos uma cultura de compreensão e ajuda mútua. Por meio dele podemos responder as indagações de nossos colegas e também as nossas próprias, favorecendo, assim, o estabelecimento de expectativas claras e realistas.

Recentemente conduzi um processo de executive coaching para um profissional oriundo de uma das maiores empresas de alimento do mundo. Durante o trabalho, submeti-o ao Hogan Assessment Systems, li, analisei sua avaliação em 360 graus e descobri que as suas vulnerabilidades eram muitos maiores do que aquelas detectadas inicialmente pelos gestores de Recursos Humanos e por ele próprio.

Confrontei-o diretamente. Discuti suas vulnerabilidades de maneira objetiva e direta. Dei-lhe feedback honesto e com genuíno interesse em ajudá-lo e torná-lo melhor. Qual não foi a minha surpresa quando ouvi esse profissional dizer: "Gutemberg, muito obrigado pela sua coragem e pelo seu feedback. Você colocou um espelho diretamente na minha cara e o que eu vi não foi legal. Preciso verdadeiramente de sua ajuda como coach. Eu quero mudar essa imagem negativa que inconscientemente construí ao longo de minha carreira."

Querido filho, a comunicação é o centro do trabalho dos líderes e o processo de feedback é um desafio porque envolve informações precisas e aplicáveis. Portanto, o líder necessita primeiramente conhecer a si mesmo e também conhecer as pessoas, a fim de identificar as suas próprias necessidades e a dos outros também. Dessa forma poderá prever reações típicas de cada pessoa, conhecendo o seu estilo de personalidade, inteligência, maturidade, sensibilidade ou sistema de processamento das informações. O líder precisa aperfeiçoar constantemente sua capacidade de "ler as pessoas" e observar atentamente a circunstância e o ambiente que favorecem os fatos. Somente assim poderá escolher a melhor abordagem.

Para identificar as necessidades é imprescindível ouvir as pessoas, sendo essa uma prática indispensável quando você deseja influenciá-las. Quanto mais você as ouve, maior a probabilidade de entender os motivos que alicerçam os comportamentos e mais eficaz será o efeito de sua intervenção e ajuda. O líder que escuta ativamente, além de se tornar cada vez mais empático, tem mais chance de ser assertivo em sua abordagem e obter rapidamente o apoio das pessoas, pois ele "desmonta" atitudes defensivas e improdutivas motivadas, na maioria das vezes, pela falta de feedback. O próprio Cristo solicitou feedback de seus discípulos ao perguntar: "Quem os dizem ser o filho de Deus."

O feedback é base para as relações pessoais e profissionais. Determina em grande parte como as pessoas pensam, tomam decisões, reagem aos outros, reagem aos problemas, cuidam de sua reputação, gerenciam a carreira e aprendem. A ausência de feedback afeta negativamente a produtividade, a autoestima e a motivação das pessoas. Compromete a lealdade do subordinado para com seu líder, incentivando desligamentos de ambas as partes e gerando uma cultura de incerteza.

Dar feedback é responsabilidade indelegável dos líderes, porque ele é determinante no processo de aprendizado e no desempenho das equipes. Por meio dele podemos desenvolver subordinados mais produtivos oferecendo apoio para metas estabelecidas, desenvolvendo um melhor nível de confiança, agregando mais valor à contribuição de cada um deles e fazendo com que eles se tornem mais cooperativos e motivados a compartilhar esforços, informações e conhecimentos.

Querido filho, ao fornecer feedback, primeiramente lembre-se de dar feedback para comportamentos positivos. O processo de aprendizagem necessita reforço e reconhecimento.

A maioria dos profissionais tem dificuldade em dar e receber feedback para comportamentos indesejáveis por receio à crítica e até mesmo porque não sabe como fazê-lo. Mas são exatamente os comportamentos disfuncionais que acabam por gerar tantos problemas e impedir o crescimento individual e o desenvolvimento das equipes — o descarrilamento. Portanto, o líder deve se cercar dos seguintes cuidados para que a sua contribuição seja efetiva ao dar feedback:

- ✔ Jamais dê feedback com o propósito de humilhar ou dar bronca. O objetivo não é punir, mas ajudar a melhorar.

- ✔ Prepare-se para o que você pretende transmitir e construa exemplos objetivos, focando fatos, informações relevantes e o comportamento a ser alterado, e não suposições.

- ✔ Escolha o momento certo e oportuno.

- ✔ Escolha o lugar certo. Críticas não devem ser dadas em público, especialmente em reuniões de departamentos e equipes.

- ✔ Seja descritivo em vez de avaliador. Vá direto aos fatos, porém fale com calma e objetividade, equilibrando suas palavras e dando ênfase aos acontecimentos mais recentes. Evite trazer exemplos do passado e comparação com colegas.

- ✔ Feedback não é uma opinião e muito menos uma questão sentimental. Focalize as questões essenciais do desempenho, demonstrando uma postura colaboradora e isenta de sentimentos.

- ✔ Ouça o que a pessoa tem a lhe dizer sobre aquilo que você explicitou. Certifique-se de que ela entendeu a mensagem.

- ✔ Dê tempo para a pessoa reagir. Peça a opinião dela a respeito do feedback que você deu. Esteja preparado para ouvir os sentimentos que porventura ela queira demonstrar. Ouça e não retruque e muito menos entre em debate ou justificativas. Deixe-a desabafar. Seja cordial.

- ✔ Se perceber resistências, sugira à pessoa que está "processando" as informações que também busque feedback de outras pessoas a respeito da mesma necessidade ou comportamento.

- ✔ Finalize com comentários motivadores e transmita sua expectativa quanto à mudança sugerida. Ofereça o seu apoio e consideração.

- ✔ Acompanhe e observe se o comportamento está sendo modificado.

- ✔ Se a mudança evoluir positivamente, reforce o novo comportamento e jamais fique reprisando o fato ou o ponto em desacordo ocorrido no passado.

Querido filho, assim como é seu dever dar feedback, da mesma maneira você também precisa saber a quantas anda o seu desempenho, independentemente se sua empresa pratica o sistema formal de avaliação. Quanto mais alto é o seu cargo, menor o número de pessoas dispostas a lhe dar feedback espontâneo, portanto cabe a você buscá-los e incentivar a troca nos mais diversos níveis da organização.

Como identificar as pessoas que podem colaborar com você? A quem recorrer quando você necessita de feedback?

Um bom princípio é escolhê-las pelo grau de confiança e credibilidade que você e as demais pessoas do mercado depositam nelas. Igualmente importante é que elas sejam capazes de observar seu comportamento e avaliar a sua necessidade de melhoria, independentemente do cargo que ocupam na empresa, sendo até mesmo interessante que elas tenham perfis e níveis de conhecimento diferentes dos seus, pois assim elas poderão contribuir com novas ideias e pontos de vista que você ainda não havia considerado. Quanto maior o vínculo com essas pessoas, melhor o objetivo, especialmente se elas têm interesse em seu desempenho e se vocês se encontram de certa forma alinhados com objetivos comuns da empresa.

Você também deve solicitar feedback de outras pessoas que interagem com você, tais como: clientes, fornecedores, colegas de escola, professores, especialistas em negócios, coaches e familiares. Procure por aqueles que expressam sua comunicação de forma direta, clara e assertiva. Quando se trata de comportamento, as pessoas que o observam, nos mais diversos ambientes, podem fornecer informações preciosas. Tanto para você se manter no seu rumo e ritmo certo — feedback positivo — quanto para corrigir sua rota, mudando de atitude.

Jamais peça feedback às pessoas que você não confia ou que competem com você uma nova posição ou bônus. Os interesses precisam ser identificados a fim de não se iludir com artimanha do outro. Escolha os assuntos de acordo com o preparo de cada pessoa com a qual você deseja interação e feedback. Nem todos estão prontos ou não têm o conhecimento necessário para lhe ajudar. Outros detêm o conhecimento, porém não têm postura colaboradora ou sensata, mostrando-se excessivamente críticos ou sarcásticos.

Observe o seu ímpeto e não abuse das pessoas que se dispõem a lhe dar feedback querendo a todo instante a intervenção delas. Dessa forma, você pode tornar-se inconveniente e, ainda, transmitir uma imagem de insegurança. Lembre-se, o processo de feedback exige moderação, senão a confiança se esvai. Tenha claro o seu objetivo e o assunto que deseja enfatizar. Quanto maior o foco no ponto que você precisa de ajuda, mais efetivo será o feedback.

Ao ouvir um feedback, tente entendê-lo antes de refutá-lo. Evite questionar ou debater com a pessoa que está contribuindo com você.

Perceba a intenção da pessoa que lhe dá o feedback e avalie se ele tem valor, e se é útil e confiável. Processe o que você fará a respeito dele — incorporá-lo às novas atitudes ou refutá-lo com considerações claras, convincentes e maduras.

Em qualquer circunstância, agradeça sempre a pessoa que lhe deu feedback e tenha a humildade de considerá-lo como um estímulo ao seu contínuo desenvolvimento.

Querido filho, dar e receber feedback é coisa muito séria. Com ela você pode sublimar ou destruir uma carreira. Estou certo e seguro de que você fará o melhor pelos seus subordinados nesse quesito. Sucesso!

Carta XV

ÚLTIMAS RECOMENDAÇÕES

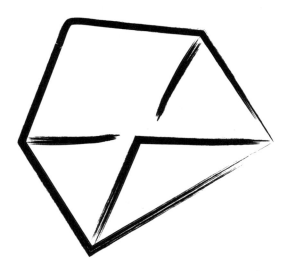

Meu querido filho,

Escrevi esta última carta-livro pensando em você a cada linha. Você é o caçula dos meus três filhos e pertence a uma geração diferente da dos seus irmãos. Você concluiu seu curso de engenharia mecânica, atualmente trabalha no mercado financeiro e é ainda muito jovem. Em breve sua carreira profissional cruzará com os seus objetivos pessoais. Espero que, ao constituir uma família, tenha por base os princípios e valores que recebeu de seus pais e irmãos mais velhos.

Eu também fui um jovem com muitos sonhos, especialmente o de me projetar com sucesso no mercado de trabalho. Para tanto, eu me dediquei ao conhecimento de diversos assuntos, especialmente àqueles voltados ao universo humanístico. Sempre tive o desejo de conhecer, estudar e ir além das conquistas de meus pais.

Essa evolução, berço, valores, sonhos e ideias são infinitamente repetidas de geração em geração. Algumas pessoas têm para si mesmas uma noção clara de suas prováveis conquistas e realizações. E elas empreendem nesse sentido. Outras, porém, passam o tempo se lamentando: "Ah, se eu soubesse", "Ah, se eu pudesse". Procuram justificar e amenizar suas frustrações e o pouco alcance dos seus ideais.

Meu filho espero do fundo do meu coração que você tenha a motivação necessária para se tornar um cidadão de primeira classe, pois a semente em seu berço foi plantada, regada, cuidada e dá sinais claros de florescimento. Os valores essenciais transmitidos pelos seus pais foram os mesmos para você e seus irmãos, porém, além das diferenças de gerações entre vocês, há também o amadurecimento de seus pais e outras circunstâncias práticas e materiais bem mais favorecidos e das quais você desfrutou quando criança.

Portanto, filho, seus desafios são inúmeros e imensos, mas desejo que reflita hoje sobre as suas origens, seus valores e suas motivações. Eles, nesse momento crucial de escolhas, irão certamente influenciá-lo e determinar em grande parte os seus julgamentos futuros e os seus comportamentos decorrentes não só no trabalho, mas em sua vida pessoal. Determinará, espero eu, o seu modo de criar os próprios filhos e o desejo de fazê-los melhores do que você.

A família, desde a sua concepção, evolução histórica e modelo atual, tem passado por grandes e profundas transformações. Ela nunca foi uma constelação perfeita ou irreparável, pelo contrário, tem deficiências e carências. É estudo constante de cientistas políticos, antropólogos, educadores e médicos, entre tantos outros interessados. Portanto, eu pergunto: por que a família como "origem" da educação não haveria de estar ou fazer parte das indagações dos jovens? Se debatida por estudiosos, combatida ou elogiada pelos filósofos, transformada ou transfigurada pela sociedade, questionada ou admirada como modelo de economia e cooperação, não importa. O fato é que ela jamais perdeu o status da instituição humana mais sólida da sociedade, porque é inegável o seu valor educacional. Ela continua sendo o "eixo" do qual se prolongam os laços, a cultura, os hábitos, valores e referências de cada indivíduo e sociedade.

Individualmente, a família representa a célula ou o "trailer" do filme que será a nossa vida e trajetória. Ela é o processo de humanização de todos nós. Esculpe a nossa personalidade e civilidade, "doma" o lado primitivo e animal, e "traduz", à nossa consciência, comportamentos sociáveis. É em seu seio, ou na ausência dele, que se forma uma boa ou má identidade — educação ou má educação.

É por meio dela que são transmitidos os fundamentos morais e de convivência: as atitudes e conhecimentos herdados de uma geração à outra. Assim, assimilamos os conceitos de hierarquia, autoridade, colaboração, limites, sensibilidade, altruísmo, dependência e interdependência, que são os saberes essenciais para nos guiarmos em nossas carreiras.

Com a família aprendemos ainda a dinâmica das relações em todas as suas dimensões: poder, prazer, desprazer, amor, ódio, afiliação e repulsa. Ela é, a princípio, o microssistema da vida que propicia o aprendizado mais profundo da solidariedade — a função do "care", da autorresponsabilidade e da gratidão — princípios e valores. E nela ainda se formam os conceitos de ciclos: "criação", "evolução", "finitude" (morte) e "recriação". Ou seja, a trajetória existencial.

Querido filho, a família é o "eixo" da sua formação, não há dúvidas. Até a sua boa saúde foi herdada dela. Porém, ela não é a única fonte de modelagem da vida, e você deve empreender por conta própria muito mais ao seu favor. Sua educação pode ser mudada, enriquecida e expandida. Isso depende exclusivamente de você. Reflita sobre suas possíveis carências. Onde estão os seus aspectos mais frágeis? São eles emocionais e de personalidade? De identidade e afirmação? Intelectuais ou materiais? Integridade e conflito de valores? Procure entender como você reage a eles e, especialmente, o que você pode fazer a respeito.

Caro filho, todos nós, por melhor que seja o berço herdado, temos as nossas carências. E não lidamos apenas com isso. Estamos em constante interação com pessoas de outras origens, valores e educação. Esse é o grande desafio. Interagir com os "diferentes" e, em especial, com os mais deficitários na educação. No mundo corporativo e profissional, essa "salada humana" se manifesta na maioria das vezes de forma desordenada, perturbadora e disfuncional. Portanto, esteja preparado para lidar com pessoas de boa ou de má educação — com ausência de valores, motivações duvidosas, comportamentos inescrupulosos ou simplesmente recalcados, mal-amados e oriundos de famílias que não encontraram o seu meio de educar.

E o que fazer? Procure ter como referência aquelas pessoas com comportamentos e valores mais nobres. Respeite todos, inclusive os mais medíocres. Não os ignore, não os subestime e, menos ainda, não deixe de aprender com eles. Felizes ou não, desajustados ou incivilizados, eles farão parte do seu grupo, quer você queira ou não. Procure conhecê-los. Procure respeitá-los, mesmo que aparentemente não mereçam o seu respeito. Identifique neles, assim como você identificou em si mesmo, quais são as carências que cada um revela em seu comportamento e prováveis raízes na formação, no lar e na família — dificuldades emocionais, baixa autoestima, caráter frouxo, dificuldades de lidar com o poder, falta de pudor, deslealdade, problemas ligados à saúde mental ou simplesmente a falta do núcleo familiar. Compreenda-os e não os julgue, como também não os imite para simplesmente ser aprovado pelo grupo. Você pode se posicionar com diplomacia e elegância. É assim que se aprende a conviver politicamente com aqueles que fazem "oposição" aos seus princípios e valores. E entenda principalmente que a empresa não é a representação da sua família.

Ambiente familiar e ambiente de trabalho têm distinções profundas quanto à motivação. A empresa está pautada no sucesso e na ambição, sem os quais ela não teria como existir. A ambição e o sucesso são desejos importantes e também devem constar de seus ideais. Mas eles não podem transgredir seus valores. Os meios não podem justificar os fins — sucesso a qualquer preço. Portanto, procure dar o melhor de si em seu ambiente de trabalho. A empresa quer a sua colaboração e você quer também o seu próprio sucesso e reconhecimento. Não há nada de errado quanto à troca de interesses. Mas não espere o "amor fraternal" de seus colegas e muito menos se posicione como filho do seu chefe. Faça as distinções dos ambientes (familiar e trabalho), mas paute-se nos princípios herdados de seu berço. Norteie sua vida na sua verdade, mas não se esquive de aprender com as diferenças. Esse é um aprendizado sinuoso. E se, na dúvida, no cansaço, no conflito ou na discórdia sentir-se desnorteado ou sem energia, busque inspiração na leitura do livro "Provérbios de Salomão", onde lemos:

> Filho meu, guarda o mandamento de seu pai
> e não deixes a instrução de tua mãe;
> ata-os perpetuamente ao teu coração,
> pendura-os ao pescoço.
> Quando caminhares, isso te guiará;
> quando te deitares, te guardará;
> Quando acordares, falará contigo.
> Porque o mandamento é lâmpada,
> E a instrução, luz;
> E as repreensões da disciplina
> são o caminho da vida.

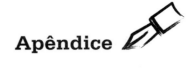

Apêndice

Entre os livros que li recentemente estão:

1421 — O ano em que a China descobriu o mundo, de Gavin Menzies.

A Sabedoria dos Mitos Gregos, de Luc Ferry.

As aventuras de Telêmaco — Filho de Ulisses, de François Salignac de Lãs Mothe Fénelon.

China Inc. — How The Rise Of The Next Superpower Challenges América and the World, de Ted C. Fishman.

China's Megatrends — The 8 Pillars of a New Society. De John & Doris Naisbitt.

Convém Sonhar, de Miriam Leitão.

Good Value — Relections on money, morality and an uncertain world, de Stephen Green.

Google, de David A. Vise e Mark Malseed.

Grossing da Finish Line, de William G. Bowen, Matthew M. Chingos e Michael S. McPherson.

High Performance with High Integrity, de Ben W. Heineman Jr.

Is The American Dream Killing You? How the Market Rules our Lives, de Paul Stiles.

Letters of the Century, editado por Lisa Grunwald e Stephen J. Adler.

Microtendências — As pequenas forças por trás das grandes mudanças de amanhã, de Mark J. Penn.

O Brasil Holandês, de Evaldo Cabral.

O Poder do Twitter, de Joel Comm.

O Segundo Mundo — Impérios e Influência na Nova Ordem Global, de Parag Khanna.

The Facebook Effect — The Inside Story of The Company That is Connecting the World, de David K. Kirkpatrick.

The Pixar Touch — The Making of a Company, de Davia A. Price.

The Pleasures and Sorrows of Work, de Alain de Botton.

The Psychology of Executive Coaching — Theory and Apllication, de Bruce Peltier.

What the internet is doing to our brains, de Nicholas Carr.

Os livros que recomendo para a sua leitura

A Bíblia Sagrada, principalmente o Livros dos Provérbios de Salomão.
A Constituição da República Brasileira.
A Cultura Inculta — Ensaio Sobre o Declínio da Cultura Geral, de Allan Bloom.
Ah! Se eu Soubesse, de Richard Adler.
As Cinco Atitudes para uma Carreira Espetacular, de James M. Citrin e Richard A. Smith.
Buffet — The Making of an American Capitalist, de Roger Lowenstein.
Business — The Ultimate Resource.
Carreira — Que Rumo Seguir, de Gutemberg B. de Macedo.
Conferências Sobre Retórica e Belas-Letras, de Adam Smith.
Desafio: Fazer Acontecer, de Larry Bossidy e Ram Charão.
Desvirando a página — A Vida de Olavo Setubal, de Ignácio de Loyola de Brandão e Jorge J. Okubaro.
Executive Warfare — 10 Rules of Engagement for Winning Your War For Success, de David F. D'Alessandro.
Fui Demitido! E Agora? A Demissão Não é o Fim!, de Gutemberg B. de Macedo.
Generation Blend — Managing Across the Tecnology Age Gap, de Rob Salkowitz.
Going to the Top, de Carol Gallagher, PH.D (Para as jovens).
O Código do Consumidor.
O Livro Completo de Etiqueta de Amy Vanderbilt, atualizado por Tickerman & Nancy Dunnan.
O Principio da Sabedoria, de Gutemberg B. de Macedo.
Os Primeiros 90 dias — Estratégias de Sucesso para Novos Lideres, de Michael Watkins.
Paideia, A Formação do Homem Grego, de Werner Jaeger.
The Financial Times Guide to Executive Health , de James Campbell Quick, Cary L. Cooper, Jonathan D. Quich (Traduzido para o português sob o título O Executivo em Harmonia).
The Purpose Driven Life — What on earth am I here fore, de Rick Warren.
THINK — Por que não tomar decisões em um piscar de olhos, de Michael R. Legault.
Thomas Mello and His Life, de Thomas Mellon.
Uma Vida Entre Livros — Reencontros com o Tempo, de José Mindlin.
When Generations Collide, de Lynne C. Lancaster e David Stillman.

Livros que são indispensáveis na biblioteca particular de um profissional

A Biografia de Dotoievski, 4 Vols, de Joseph Frank.

A Divina Comédia, Dante Alighiere.

A História e Queda do Império Romano, de Edward Gibbon.

A Literatura Brasileira, 2 Vols., de José Aderaldo Castelo.

A. Zeithaml e Mary Jô Bitner.

Aha! 10 Maneiras de Libertar seu Espírito Criativo e Encontrar Ideias, de Jordan Ayan.

Antologia Poética, Carlos Drummond de Andrade.

As 48 Leis do Poder, Robert Greene.

Career Distinction — Stand Out by Building Your Brand, William Arruda e Kirsten Dixon.

Civilização e Cultura, Luis da Câmara Cascudo.

Cultura Geral — Tudo o que se deve saber, Dietrich Schwanitz.

Decifrar Pessoas — Como entender e prever o comportamento humano, de Jô-Ellan Dimitrius.

Dicionário de antônimos e sinônimos.

Dicionário de Ética e Filosofia Moral, 2 Vols., de Monique Canto-Sperber, organizadora.

Dicionário de Inglês ou outro idioma de seu interesse — Espanhol, alemão, francês.

Dicionário de Português.

Digital Harnessing the Power of Business Webs Capital, de Don Tapscott, David Ticoll e Alex Lowy.

Dom Quixote, Miguel de Cervantes.

Ética a Nicômaco, de Aristóteles.

Global Smarts — the Art of communicating and deal making Anywhere ind the world, de Sheida Hodge.

Grandes Sertões: Veredas, Guimarães Rosa.

Handbook of Management — The State of the Art, The Financial Times.

Management — Tasks, Responsibilities and Practices, de Peter Drucker.

Managing Cultural Differences — Leadership Strategies For a New World of Business,.

Mário Henrique Simonsen — Textos Escolhidos, Carlos Eduardo Sarmento, Sérgio Ribeiro da Costa Werlang e Verena Alberti.

Marketing de Serviços: a Empresa com Foco no Cliente, de Valarei.

MBA? Não Obrigado! Uma visão critica sobre a gestão e o desenvolvimento de gerentes, Henry Mintzberg.

Memórias do Cárcere, Graciliano Ramos.

Memórias Póstumas de Braz Cubas, Machado de Assis.

Mensagem, Fernando Pessoa.

Minha Vida na Publicidade, Claude Hopkins.

Mintzberg on Management, de Henry Mintzberg.

Networking — Saiba como construir as melhores redes de relacionamento pessoal e profissional, Michael Dulworth.

Nossa Herança Oriental, Will Durant.

Obras Completas, 3 Vols., de Leão Tolstoi.

Organization 21C, de Subir Chowdhury.

Os Ensaios, 3 Vols., de Michel de Montaigne.

Planning Your Financial Future, de Louis E. Boone e David L. Kurtz.

Power In and Around Organizations, de Henry Mintzberg.

Princípios de Marketing, de Philip Kotler e Gary Armstrong.

Shakespeare — The Invention of the Human, de Harold Bloom.

Sobrados e Mucambos, Gilberto Freire.

Strategic Human Resources, de James N. Baron e David M. Kreps.

Superstição no Brasil, Luis da Câmara Cascudo.

Textos Escolhidos, Karl Popper.

The Cambridge Dictionary of Philosophy, de Robert Audi, Editor Geral.

The Human Equation, de Jeffrey Pfeffer.

Trabalho Qualificado — Quando a excelência e a ética se encontram, Howard Gardner, Mihaly Csikszentmihalyi e William Damon.

What it takes to be #1 — Vince Lombardi on Leadership, Vince Lombardi, Jr.

What's Your Type of Career?, Donna Dunning.

Writings on na Ethical Life, de Peter Singre.

Referências Bibliográficas

A. G. Sertillanges, *Intelectual Life* — Traduzido por Mary Ryan, Editora The Catholic University.

Aristóteles. (2016) *Ética a Nicômaco*, Editora Martin Claret.

Aristóteles. (2019) *Política*, Editora Edipro.

Bíblia Sagrada. (1993), Editora Sociedade Bíblica Brasileira.

Bose, Partha. (2004) *The Timeless Leadership Lessons of History's Greatest Empire Builder*, Editora Profile Books.

Bridges, William. (1995) *Job Shift How to Prosper in a Workplace Without Jobs*, Editora Perseus Book.

Butler, S. (2016) *The Genuine Remains in Verse and Prose*, Editora Palala Press.

Calliéres, François de. (2001) *Como Negociar com Príncipes*, Editora Campus.

Cantú, Césare. (2018) *Attenzione!*, Editora Forgotten Books.

Castliglione, Baldassare. (1528) *O Cortesão*, Editora Aldine Press.

Cleary, Thomas. (2000) *Classics of Strategy and Counsel*, Editora Shambala.

Curcio Rufo, Quinto (1986) *Historia de Alejandro Magno*, Editora Madrid.

Marco Túlio Cícero. *Sobre a Amizade*, Editora Nova Alexandria.

David F. D'Alessandro. (2008) *10 Rules of Engagement for Winning Your War for Success*, Editora McGraw-Hill Education.

David Hume. (2000) *Tratado da Natureza Humana*, Editora Nobel.

Dickens, Charles. (1843) *Martin Chuzzlewitt*, Editora Chapman & Hall.

Diógenes Laércio. (2008) *Vidas e Doutrinas dos Filósofos Ilustres*, Editora UnB.

Franklin, Benjamin. (2019) *Autobiografia*, Editora Auster.

Fukuyama Francis. (2002) *Our Posthuman Future*, Editora Picador

Gracián Baltasar. (1984) *Oráculo Manual*, Editora Ahimsa.

Gross, Ronald. (2002) *Socrate's Way: Seven Keys to Using Your Mind to the Utmost*, Editora Tarcher/Putnam.

Harris, Philip R. e Moran, Robert T. (2017) *Leadership Strategies for a New World of Business*, Editora Routledge.

Hill, Napoleon. (1993) *A Lei do Triunfo*, Editora José Olympio.

Hubbard, E. G. (2010) *A Thousand and One Epigrams*, Editora Kessinger Publishing.

Ideals and Morals Lessons (1919), Editora Gospel Trumpet Company

Johnson, R. W. (1999) *The Gentleman Rebel*, Editora Lillian Books.

Kinni, Theodore e Kinni Donna, Douglas MacArthur (2005) *No Substitute for Victory: lessons in strategy and leadership from General Douglas MacArthur*, Editora FT Press.

Leclercq, Jean. (1982) *The Love of Learning and the Desire for God*, Editora Fordham University.

Lloyds-Jones. (1971) *Preaching and Preachers*, Editora London: Hodder & Stoughton.

M, Gutemberg B. de. (2009) *O Principio da Sabedoria*, Lições de Salomão para o Bem-Viver, Editora Saraiva.

Macedo, G. B. (2008) *Lições de Salomão, Princípios para o bem viver*, Editora Saraiva.

Maimonides, Moses. (2015) *The guide for the Perplexed*, Editora Harper Perennial.

Marden, O. S. (1997) *Pushing To The Front*, Vol. I, Editora Son Book.

Maugham, W. S. (2010) *The Summing Up*, Editora Vintage Digital.

McCall, Morgan, Jr. e Hollenbeck, George P. (2002) *Developing Global Executives: The Lessons of International Experience*, Editora Harvard Business School.

Mellon, Thomas. (1995) *Thomas Mellon in His Time*, Editora University of Pittsburgh Press

Miguel de Cervantes. (1605) *Dom Quixote*, Editora Francisco de Robles.

Milo Sindell. (2009) *The end of Work as You Know It*, Editora Ten Speed Press.

Mindlin, José. (2008) *Uma vida entre livros: Reencontro com o Tempo*, Editora EDUSP.

Peter Krass. (1997) *The Book of Business Wisdom: Classic Writing by the Legends of Commerce and Industry*, Editora Wiley.

Pitigrilli. (1958) *La maledizione*, Editora Rocco.

Reardon, K. K. (2005), *It's all Politics: Winning in a World Where Hard Work and Talebt Aren't Enough*, Editora Crown Business.

Rifkin, Jeremy. (1994) *The end of Work*, Editora Putnam Book.

Russell, Bertrand. (1951) *New Hopes for a Changing World*, Editora Simon and Schuster.

Sagan, Carl. (1997) *The Demon-Haunted World*, Editora Ballantine Books.

Schneerson. M. M. (2019) *Toward a Meaningful Life*, Editora William Morrow.

Schopenhauer, Arthur. (2005) *Sobre o Ofício do Escritor*, Editora Martins Fontes.

Sêneca. (1643) *De beneficiis*, II, Editora Francesco Baba.

Shakespeare. W. (2005) *Hamlet*, Editora Disal

Shaw, G. B. (2013) *Maxims for Revolutionists*, Editora Createspace Independent.

Shaw, Robert B. (2014) *Leadership Blind Spots*, Editora Jossey-Bass.

Smith, Adam. (1983) *Lectures on Rhetoric and Belles Letters*, Editora Liberty Fund.

Stroti, C. (2007) *The Art Crossing Culture*, Editora Nicholas Brealey.

Tappin e Cave. (2010) *The Secrets of CEO: 200, Global Chief Executive on Leading*, Editora Nicholas Brealey.

Tolstoi Leon. (1997) *A Calendar of Wisdom*, Editora Scribner.

Triolet, E. (2015) *Mille regrets*, Editora Denoel.

Voltaire. (2013) *L'Indiscret*, Editora Bibliothèque Digitale.

Ward. G. Kingsley. (1990) *Letters of a Businessman to His Son*, Editora Prima Lifestyles.

William Shakespeare. (2004) *Noite de Reis*, L&PM.

Wright, Walter. (2004) *Mentoring: The Promise of Relational Leadership*, Editora Authentic Media.

Yutang, Lin. (1998) *The Importance of Living*, Editora William Morrow.

ÍNDICE

A

Abraham Lincoln, 29
Adam Smith, 29
administrar, 8
A. G. Sertillanges, 23
Alan Greenspan, 29
altruísmo, 104
amabilidade, 56
amizades verdadeiras, 14
amizade, vantagens, 16
amor, 104
aperfeiçoar a si mesmo, 45
apresentação pessoal, 53
Aristóteles, 13, 14, 44, 73
Arthur Schopenhauer, 27
Ashley Montagu, 136
assertividade, 56
assessment, 115
ausência de feedback, 144
autoconfiança, 56
autoconhecimento, 75
autorresponsabilidade, 152

B

bajulador, o ser, 79
Baldassare Castliglione, 57
Baltasar Gracián, 46, 64, 77
bem-sucedido, 40
Benjamin Franklin, 29, 68
Bertrand Arthur William Russell, 124
Bill Gates, 29

blindar a carreira
    maneiras de, 63
blindspots, 126, 142, 142–148
boas amizades, 13
bom amigo, 14–20
bom gosto, 55
bondade, 104
bons livros, 24
bullying, 105

C

caráter, 51, 104
carreira, 62
    de sucesso, 74
    erros na, 7–8, 7–10
    executiva, 47
    global, 86
    internacional, 85
    maneiras de blindar sua, 63
    profissional
        arte de se vestir, 54
caverna de Platão, 25
celebre a vida, 129–132
Charles-Maurice de Talleyrand-Périgord, 29
Cícero, 36
civilidade, 56
coach, 64, 112
coachees, 112

coaching, 72
   executivo
      exigências, 114–115
         satisfazer os elementos, 115–116
      fazer, 115–116
      objetivo, 116
coaching executivo, 115
   exigências, 114
competência, 86
comprometimento, 47
conciliador, 141
confiança, 147
Confúcio, 15
conhecimento, 36
consultor, 95
correr riscos, 7
crise de civilidade, 103–108
Cúrcio Rufo, 15
curiosidade intelectual, 111

D

David F. D'Alessandro, 29
David Livingstone, 97
decisões, 7
Delfim Netto, 29
demissão
   nunca tema uma, 122
   recomendações, 124–132
desafiador, 69
descarrilamento da carreira, 85
desenvolvimento, 46
dignidade, 79
disciplina, 77
Douglas MacArthur, 29, 35

E

elegância, 55
eloquência, 56
empreender, 83
erros cometidos na carreira, 7–10
escolha da profissão certa
   princípios, 138
especialização, 44
ética, 47
E. Triolet, 84
executivos, 6
experiência, 86

F

família, 152
feedback, dar e receber, 139–148
Fernando Henrique Cardoso, 29
F. Holderlin, 84
filosofia de vida, 47
fineza, 56
Franz Kafka, 26

G

generosidade, 104
geração Millennium, 80
gestores, 36
Giulio Mazzarin, 76
gratidão, 18, 152
grau de civilidade, 52
guerra de Troia, 37

H

habilidades, 138, 143
hábito da leitura, 25
Harry Truman, 29
Henry George, 45
honestidade, 104
humildade, 75

I

ignorância literária, 27
incentivar, 19
incivilidade, 103–108
    nas empresas, 105–108
individualismo exacerbado, 17
inimizades gratuitas, 62
integridade, 87, 106
inteligência, 72
    moral, 111
Ítalo Calvino, 52

J

Jarbas Passarinho, 29
Jean Leclercq, 75
Jeffrey Immelt, 29
Jill King, 113
Joaquim Nabuco, 29
jogo político, 72–75
John Kennedy, 29, 106
John Kenneth Galbraith, 29
John Maynard Keynes, 29
José Mindlin, 29
justiça, 104
J. W. Goethe, 87

L

leitura, 24
    importância na carreira, 27
    na carreira de sucesso, 27–28
    ritual para, 27
Leonardo Da Vinci, 44
ler
    motivos para, 24–25
    um bom livro, motivos para, 24–25
liderança, 111
linguagem corporal, 52
Lin Yutang, 28

M

Madre Tereza de Calcutá, 14, 19
maneiras de blindar sua carreira, 63
Marco Túlio Cícero, 16
Margareth Smith, 104
Margarida de Navarra, 36
Maria Tereza Gomes, 24
Mário Henrique Simonsen, 29
Mark Hurd, 78
Mark Twain, 141
Menandro, 13
mentor, 33
    a escolha de, 44
    importância de um, 36–48
mentoring, 36, 42
Miguel de Cervantes, 18
Milton Nascimento, 20
motivar, 19
motivos para ler, 24–25

N

Napoleão Bonaparte, 29
Napoleon Hill, 52
networking, 17

O

Olavo Setúbal, 29
oportunidade, 122
Orison Swett Marden, 100
ousadia, 62
outplacement, 72

P

paciência, 104
Pinheiro Neto, 29
planejamento, 46
    desenvolvimento, 46
política, 71, 73

princípios de civilidade, 106–107
processo de feedback, 142
profissão e carreira, 135–138
profissionais de sucesso, 29–30
profissional "high potential", 62

R
redes sociais, 17
respeito, 56, 104
responsabilidade, 144
Robert Wood Johnson, 29
roupas e acessórios, 52
Rui Barbosa, 29, 30

S
sabedoria, 9, 25
Salomão, 14, 52, 94
Samuel Johnson, 18
Sêneca, 18, 39
sensibilidade humana, 86
ser generoso, 64
sinceridade de propósito, 52
Sir William Osler, 13
Sócrates, 114
solidário, 141
Steve Jobs, 137
sucesso, 74

T
tendência ao isolamento, 17
Thomas Alva Edison, 31
Thomas Jefferson, 29
Thomas Mellon, 29, 97
tolerância, 86
treinamento, 46

V
vaidade pessoal, 17
valores, 152
visão estratégica, 111

W
Warren Buffett, 29, 137
William Shakespeare, 19, 51
Winston Churchill, 29

Z
Zenão de Eleia, 14